不生病的秘密

不生癌

的吃法

张拓伟 编著

U0214823

海峡出版发行集团
THE STRAITS PUBLISHING & DISTRIBUTING GROUP

福建科学技术出版社
FUJIAN SCIENCE & TECHNOLOGY PUBLISHING HOUSE

图书在版编目(CIP)数据

不生癌的吃法 / 张拓伟编著 . —福州：福建科学技术出版社，2017.4

ISBN 978-7-5335-5190-2

Ⅰ.①不… Ⅱ.①张… Ⅲ.①癌－食物疗法 Ⅳ.① R247.1

中国版本图书馆 CIP 数据核字（2016）第 267541 号

书　　名	不生癌的吃法	
编　　著	张拓伟	
出版发行	海峡出版发行集团	
	福建科学技术出版社	
社　　址	福州市东水路76号（邮编350001）	
网　　址	www.fjstp.com	
经　　销	福建新华发行（集团）有限责任公司	
印　　刷	福州华悦印务有限公司	
开　　本	700毫米×1000毫米　1/16	
印　　张	16	
图　　文	256码	
版　　次	2017年4月第1版	
印　　次	2017年4月第1次印刷	
书　　号	ISBN 978-7-5335-5190-2	
定　　价	36.00元	

书中如有印装质量问题，可直接向本社调换

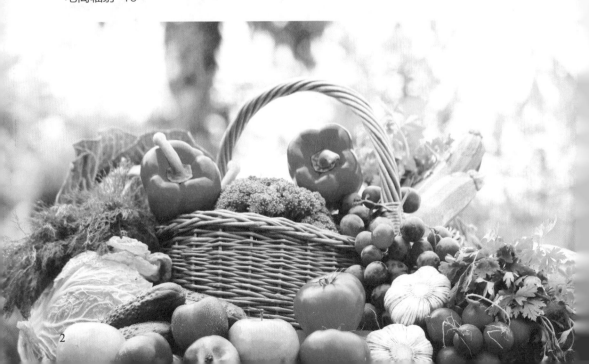

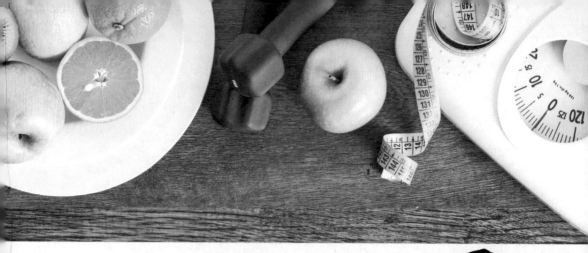

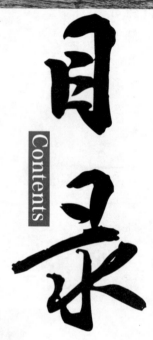

目录
Contents

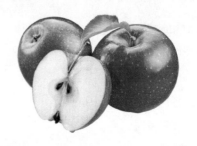

第三章
防癌抗癌关键食材 47

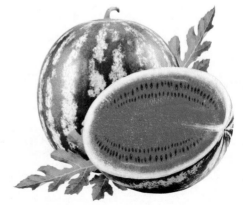

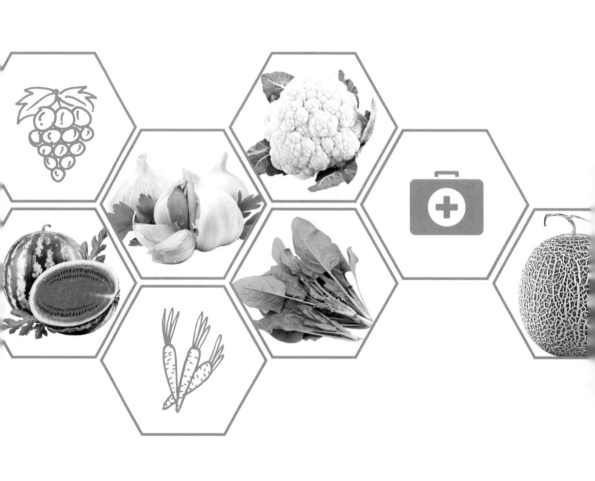

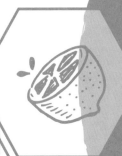

第一章

癌症那么远，却又这么近

癌症对于人们而言，总是披着一层神秘的面纱。我们不了解癌症，但它总能轻易地让人害怕。这一章的内容将会让您了解癌症的基础知识，揭开其神秘的面纱。

你离癌症有多远

近些年，癌症这个词越来越活跃在人们的视野中，但是人们对于癌症仍然有一种离自己很远的认知，可是，当它出现时，人们又感觉癌症真真切切就在身边。那就来测一测你的身体处于一种什么样的状况，离癌症到底有多远。以下的选项如果你符合过多的话，那可要注意调整自己的状态啦。

饮食习惯

☐ 1.经常食用高油腻、高脂肪类的食物。

☐ 2.是烧烤类、烟熏类、腌制类食物的狂热爱好者。

☐ 3.经常食用人工加工类的食品，比如食品添加剂。

☐ 4.偶尔吃水果、蔬菜。

☐ 5.不注意食物的保存期限，花生、玉米等发霉的食物也会吃。

☐ 6.长期酗酒。

☐ 7.经常嚼槟榔。

工作环境

☐ 1.经常接触或附近有超强辐射的设备，比如高压电线、电气设备等。

☐ 2.工作场所中含有影响身体细胞的毒素，比如苯、尿素等。

☐ 3.工作时经常接触烟尘、煤焦油化合物、放射性矿物等。

☐ 4.工作时经常接触到大量的油烟。

☐ 5.长期处于二手烟的工作及居住环境。

生活习惯

☐ 1.生活不规律，作息颠倒。

☐ 2.经常吸烟，常常烟不离手。

☐ 3.20岁之前就吸烟。

☐ 4.经常染发。

☐ 5.经常不运动。

相关病史

□ 1.胃溃疡患者。

□ 2.曾是肝硬化、慢性乙型或丙型肝炎患者、乙型肝炎病毒携带原者。

□ 3.持续性咳嗽超过3个月或以上。

□ 4.咯血或痰中带有血丝。

□ 5.口腔有不痛或长期不易愈合的溃疡。

□ 6.没有任何原因的情况下体重减轻。

□ 7.有不正常子宫出血现象。

□ 8.排便习惯改变者。

□ 9.器官指数持续不正常。

遗传史

□ 1.家族中有患肝炎者。

□ 2.直系血亲中有癌症患者，如乳腺癌、白血病、肝癌等。

医学上怎样定义癌症

近年来，癌症频繁进入大众的视野，越来越多的人被癌症夺去了生命。仅从媒体中所提到的明星来讲：2003年，香港女星梅艳芳因宫颈癌离世；2007年，著名演员陈晓旭因乳腺癌逝世；2007年，著名表演艺术家文兴宇因肺癌去世；2009年，《新闻联播》著名播音员罗京因恶性淋巴瘤离世；2015年，当红歌手姚贝娜因乳腺癌去世，而同年主持人郎永淳因为妻子罹患乳腺癌而辞职……癌症这个词对我们来说已经越来越不陌生了。

❀ 癌症是人类的一大"杀手"

目前，癌症已经成为全世界人类的最大致死原因。世界卫生组织发表的《全球癌症报告2014》中称，2012年全世界共新增1400万癌症病例，并有820万人死亡。其中，中国新增307万癌症患者并造成约220万人死亡，分别占全球总量的21.9%和26.8%。数据显示，全球癌症患者和死亡病例在令人不安地增加，新增癌症病例有近一半出现在亚洲，其中大部分在中国，中国新增癌症病例高居全球第一位。在肝、食管、胃和肺等4种恶性肿瘤中，中国新增病例和死亡人数均居世界首位。

从世界整体来看，人类最容易罹患的癌症，依序为肺癌（12%）、乳腺癌（10%）、大肠癌（9%）。死因前三名则为肺癌（18%）、胃癌（10%）、肝癌（9%）。在未来20年中，预估癌症病例将由2012年的1400万上升到2030年的2200万。2015年年初，全国肿瘤登记中心发布的最新一版《2014年中国肿瘤登记年报》表明，中国每年新发癌症病例约285.91/10万，平均每天每分钟有6人被诊断为癌症。目前全国癌症发病趋势严峻，发病率与死亡率呈持续上升趋势。

❀ 癌症的含义

这么多鲜活的生命被癌症夺走，那癌症到底是什么？

在医学上，癌是指起源于上皮组织的恶性肿瘤，是恶性肿瘤中最常见的一类。相对应的，起源于间叶组织的恶性肿瘤统称为肉瘤。一般人们所说的"癌症"习惯上泛指所有恶性肿瘤。

众所周知，人体是由细胞组成的。人体的正常细胞是有寿命的，它推陈出新，通过新陈代谢，使人的机体维持平衡。癌细胞是由正常细胞转变而来，它在细胞的分化过程中不受控制，脱离正轨，并且其倍增速度飞快，具有不稳定性。当这些癌细胞积累到一定数量，形成恶性肿瘤时，才会被人体所察觉。它生长速度快，易发生出血、坏死、溃疡等，并常有远处转移，造成人体消瘦、无力、贫血、食欲不振、发热以及严重的脏器功能受损等，最终导致患者死亡。

可以说，癌症是一种慢性病，不良的生活方式加速了其在体内"作乱"。

实际上，我们人体内存在原癌基因，同时也存在抑癌基因。癌细胞中存在着显性作用的癌基因，在正常细胞中有与之同源的正常基因，被称为原癌基因。而抑癌基因则是抑制细胞过度生长、增殖，从而遏制肿瘤形成的基因。通常情况下，原癌基因和抑癌基因相互作用，维持机体的平衡。

所以，尽管癌症是一种慢性病，但是不一定每个人都会罹患癌症。

2000年，国际抗癌联盟发起了世界抗癌日的活动，将每年的2月4日定为"世界抗癌日"，旨在倡导新的方法促进各组织间的合作，加快癌症研究、预防及治疗等领域的进展，为人类造福。2015年，国际抗癌联盟推出的世界癌症日主题为"癌症防控目标，实现并不遥远"，旨在通过倡导健康的生活方式、注重癌症的早期发现、使所有癌症患者得到有效治疗、最大限度提高患者生存质量等方面，逐步实现对癌症的早发现、早诊断、早治疗，有效推进癌症防控事业的发展。

2016年，世界癌症日主题为"我们能，我能战胜癌症（WE CAN，I CAN）"，旨在通过全球范围的宣传活动，帮助公众消除对癌症的错误认知，引导公众养成健康的生活方式，提高癌症早期诊断水平，降低癌症发病率；对癌症患者要加强康复指导、心理关怀，帮助患者重找社会角色，提高患者生活质量。

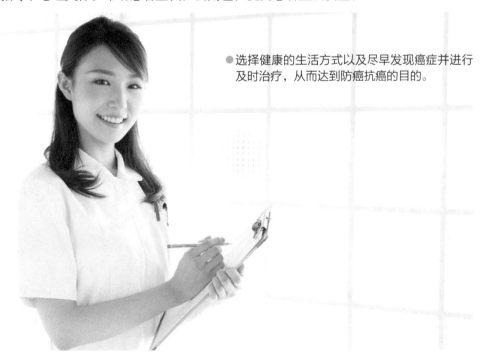

●选择健康的生活方式以及尽早发现癌症并进行及时治疗，从而达到防癌抗癌的目的。

哪些人群易患癌症

❋ 经常接触致癌物质的人群

因职业接触致癌物质的人群，包括放射线工作者、铀矿及反应堆工作人员、化工厂职工、石棉工人等。如果在致癌物质环境中工作的人还有吸烟、喝酒的习惯，则会成倍加重致癌物质的刺激，罹患癌症的风险要比常人高很多倍。

❋ 生活习惯不良的人群

不良生活习惯包括饮食、作息、运动、精神压力等都可能是致癌的因素。尤其是饮食方面，正所谓病从口入。经常抽烟、喝酒、熬夜的人患癌症的可能性要比具有良好生活习惯的人要高很多。从不运动的人的抵抗力要比经常运动的人的抵抗力差。工作压力大、精神长期紧张往往是致病的重要因素。所以，要想防癌需从生活的点点滴滴做起，养成好习惯、好心态是预防癌症的有效手段。

❋ 家族中有癌症患者的人群

研究发现，癌症是个体遗传基因变异和致癌物质相互作用导致的。其中部分癌症有家族遗传性，如果家族中有一人患癌症，家族中其他人患癌症的可能性就比一般人要高。所以，有家族癌症史的人一定要积极预防癌症，并定期检查身体，做到早发现、早治疗。

❋ 有癌前病变的人群

一些癌症在发病前，可能会出现某种良性疾病，但是却在致癌因素的作用下变为肿瘤。尤其是长期患有慢性疾病的患者，如慢性萎缩性胃炎、乙型肝炎、慢性皮肤溃疡、糖尿病等，一定要积极治疗，防止病变，切忌拖延治疗时间。

❋ 中老年人群

虽然癌症在各个年龄段都有发生，但是发病高峰群体还是中老年人。且癌症的发病风险会随年龄增加而增大。据科学调查，60岁的老年人患癌症的可能性是25岁左右人群的50多倍。

易诱发癌症的因素

❀ 年龄

55岁以上人群占确诊癌症病例的77%。人体细胞衰老与不良行为及外部环境都会增加人体患癌症的风险。

❀ 饮食、吸烟

过食红肉和加工肉食会增加患结肠癌的风险。过食甜饮料会增加患肥胖症的概率，从而增加患癌症的风险。每天一杯酒会增加患乳腺癌的风险，酗酒更危险。

吸烟与80%的肺癌有关，它还会增加人体患子宫癌、肾癌和口腔癌的风险。

❀ 遗传因素

目前认为，癌症不是直接遗传性疾病，但是确有少数癌症的发病有家族聚集的倾向，家族中有人患癌，他的子女患癌的概率比一般人可多几倍。

❀ 肥胖症

肥胖会提高体内多种激素水平，为癌症提供温床。

❀ 不运动

经常运动可降低患肠癌、乳腺癌、肺癌及子宫内膜癌的风险。建议每周适度运动150分钟或高强度运动75分钟。

❀ 辐射、压力

生活中到处都有辐射，医学检查表明，患癌症的概率随着辐射强度的增大而增加，故日常生活中我们应尽力减少辐射。

长期处于压力下会影响人体免疫系统和脱氧核糖核酸（DNA）修复，不利于癌症的预防。

易患癌的身体部位

✦ 肺

据国际癌症研究机构统计，目前全世界发病率最高的癌症是肺癌，每年新增患者约120万人。同时，肺癌也是致死率最高的癌症。

经国际上多个流行病研究中心调查出来的结果显示，在因肺癌死亡的病例中，80%的男性患者、75%的女性患者跟吸烟有直接或间接的关系。这里的烟不仅指香烟，还有二手烟、炊烟、烟尘污染"细颗粒物（PM2.5）"等。

✦ 胃

除了腌渍食品、红辣椒、加工肉类、烟熏食物、烧烤食品等是胃癌发生的原因外，胃黏膜的改变以及萎缩性胃炎也可导致胃癌发生。另外，"共餐"也会增加胃癌的直接诱因——幽门螺旋杆菌的传播机会。因此，甚至有人把胃癌归为传染病。

✦ 肝

肝癌在我国是一种高发的癌症。有资料表明，肝癌在恶性肿瘤死亡中居第三位。肝癌中有80%是乙型肝炎病毒导致肝硬化而引起的，其他20%是由丙型肝炎病毒、黄曲霉菌、饮水污染、某些微量元素缺乏、遗传因素、含苯的有毒化学物、部分药物和嗜酒等原因导致的。

✦ 乳腺

乳腺癌是世界上女性最常见的癌症之一，是"现代病""富贵病"，其发病率随着年龄的增长而呈上升趋势。发生因素主要有食用高脂肪、高热量的食物，生活节奏过快、精神压力过大，晚婚晚育等。

✦ 大肠

热量、饱和脂肪酸摄入过多，肥胖，运动量少，膳食纤维、维生素和微量元素等摄入不足等都是肠癌的发病因素。此外，炎症性肠病也可增加患肠癌的风险。

❀ 食管

食管癌是发生在食管上皮组织的恶性肿瘤。导致食管癌发生的主要原因是喜欢吃烫的食物，比如常饮热茶等。此外，吸烟、肥胖、食用加工肉类等是直接诱因。胃酸反流也是增加食管癌的危险因素。

❀ 胰腺

胰腺癌是癌症中"富贵病"的代表，吸烟、饮酒、"高脂、高糖、高油"的饮食习惯、肥胖和糖尿病等都会导致胰腺癌发生。所以，合理健康的饮食习惯至关重要。

❀ 膀胱

膀胱癌是最常见的泌尿系统恶性肿瘤。研究表明，吸烟和职业接触芳香胺是目前明确的膀胱癌危险因素。饮用水中的砷也是膀胱癌发生的原因之一，此外，常憋小便也能增加患膀胱癌的风险。

❀ 淋巴和造血系统

淋巴和造血系统的恶性肿瘤主要包括淋巴瘤、白血病和多发性骨髓瘤。环境污染、病毒感染以及肥胖是导致该恶性肿瘤发生的原因。

❀ 肾

患肾癌的男女比例为2∶1，高发年龄为50～70岁。有遗传性肾癌家族史者，中年以上的吸烟、酗酒者，患高血压病的肥胖男性属于肾癌高风险人群。

❀ 卵巢

卵巢癌的发病原因是多方面的，如未产、不孕、应用促排卵药物、环境因素、遗传因素、熬夜导致内分泌紊乱、过早开始性生活等。

生活中经常接触的致癌物

⚛ 电离辐射

生活中常见的辐射有手机、电脑、微波炉、电磁炉、X线等带来的辐射。这些辐射如果能控制在一定范围内，一般不会危害人体健康。但是如果超过一定剂量，并且长期接触类似电子计算机断层扫描（CT）、磁共振、核医学检查等电离辐射，便会影响人体健康，引起放射病，诱发大部分器官、系统的病变，尤其是神经系统、造血器官和消化系统的病变，久之就会导致癌症。

⚛ 烟

据世界卫生组织（WHO）癌症数据分析，烟草使用是最大的致癌风险因素，它导致全球22%的癌症患者死亡，以及全球71%的肺癌患者死亡。吸烟是导致肺癌的首要因素，全世界每10个成年人中就有1人因吸烟丧命。吸烟还与许多癌症相关，如鼻咽癌、口腔癌、唇癌、舌癌、喉癌、食管癌、胃癌、肾癌、膀胱癌等。

⚛ 细颗粒物

即PM2.5，又称细粒、细颗粒，指环境空气中空气动力学当量直径小于或等于2.5微米的颗粒物。它能较长时间悬浮于空气中，其在空气中含量浓度越高，意味着空气污染越严重，即我们日常所说的雾霾天气。PM2.5对人体的影响非常大，长期处于雾霾天气中，患肺癌的概率会大大增加。

⚛ 食品添加剂

食品添加剂在日常生活中随处可见，如防腐剂、调味剂、食用色素、香料及其他添加剂。这些添加剂如果按照国家规定，在允许的范围内添加，对人体几乎没有伤害。但是，如果长期食用含有超过规定剂量的添加剂的食品，人体细胞就会受到损害，从而影响人体的正常免疫能力，导致各种疾病，引发身体各部位的癌变。

⚛ 腌渍熏腊食品

腌渍熏腊食品中含有大量的亚硝酸盐，它会和胃酸发生反应，生成亚硝胺，亚硝胺是强致癌物。某些消化系统肿瘤，如食管癌的发病率与膳食中摄入的亚硝胺数量相关。当腌渍熏腊食品与酒共同摄入时，亚硝胺对人体健康的危害会成倍增加。

✳ 装修污染

很多装修材料，如乳胶漆、复合地板等大部分都属于化学合成物，会释放如甲醛、苯、氨等有毒致癌物质。长期生活在被装修污染的环境中，会出现咳嗽、头晕、头痛等症状，严重时身体器官会发生病变，继而诱发癌症。装修污染对于小儿来说，几乎是致命的。有调查表明，80%以上的白血病患儿家庭，在两年内都装修过房子。

✳ 牙膏

牙膏中含有一定量的氟化物是有益于防止蛀牙的。但值得注意的是，氟化物是一种工业副产品，长期过量使用会引起中毒。另外，牙膏中还含有聚乙二醇、十二烷基硫酸钠、糖精钠等致癌物，长期过量使用会导致膀胱癌、肾癌、乳腺癌等。

国家对牙膏中含有的物质剂量有严格的规定，所以建议平时购买正规品牌的牙膏。同时，专家建议成年人每天摄入氟化物不超过3.4毫克，7～14岁的少儿不超过2.1毫克，3岁以下的婴幼儿不宜使用含氟牙膏。

✳ 洗护产品

洗护产品中的二乙醇胺（DEA）是一种无色液体或结晶醇，它被用作乳化剂、软化剂、溶剂、洗涤剂、保湿剂。日常个人护理产品和化妆品中都含有DEA。它会与硝酸盐发生化学反应，形成潜在的致癌物质——亚硝胺。亚硝胺是强致癌物，是最重要的化学致癌物之一，是四大食品污染物之一。我们在选择洗护产品时，一定要购买正规商品。

✳ 指甲油

指甲油中含有的甲醛是一种有毒的无色气体，有强刺激性，是致癌物质。与水结合时，甲醛被用作消毒剂、固定剂或防腐剂。它会造成鼻子和咽喉发炎、咳嗽、呼吸急促、哮喘发作、恶心、呕吐、皮疹、鼻出血、头痛和头晕。很多指甲油中都含有甲醛，长期使用劣质指甲油会造成慢性中毒，引发身体癌变。另外，免烫衬衫、颜色鲜艳的衣物中也含有甲醛。

✸ 彩妆

彩妆中的滑石粉是一种非常精细的物质，被用作"固体"的润滑剂，常用在粉状化妆品中，如眼影、胭脂、粉底等。滑石粉的化学性质类似于石棉，是一种已知的致癌物质。它与卵巢癌和呼吸道疾病患者的数量增加有关。

✸ 香水

香水中含有的甲苯是一种常见的溶剂，会引起哮喘发作，并且，它是为数不多的能够引起健康人哮喘的化学物质。它能够导致肝损伤，干扰内分泌系统，也是一种神经毒素，会对神经系统造成损伤。

✸ 染发剂

染发剂含有一种丙二醇的物质，丙二醇是一种常见的配料，在工业上被广泛应用，它在染发剂中用作调湿、匀发剂，也被当作防冻剂，用于涂料、油漆中。丙二醇容易渗透皮肤，会损伤皮肤细胞膜，造成皮疹、皮肤干燥、接触性皮炎和皮肤表面损伤，它还会存积于心脏、肝和肾中，导致损伤和畸变，削弱人体的免疫系统，从而诱发癌变。

专家建议，每人每年染发不超过2次。

✸ 洗衣粉

合成洗衣粉对人体的损害不容忽视，其中含有苯、磷、荧光剂等致癌物。

苯是一种脂溶性物质，未漂洗干净的衣物上残留的苯，不仅会刺激皮肤，引起皮肤瘙痒，而且会通过皮肤渗入人体内，日积月累，可能诱发疾病。含磷洗衣粉污水排放等造成的环境污染，是致癌环境因素之一。荧光增白剂亦是致癌物质，能引发皮炎和皮肤瘙痒，可使人体细胞发生畸变，从而诱发癌症。

因此，我们应尽量使用无磷、无苯、无荧光剂的肥皂粉，或者选用低磷、低苯的洗衣粉。同时，要避免滥用洗衣粉，洗衣服时少放洗衣粉，洗完衣服后要清洗干净。这样既环保，又有利于身体健康。

癌症患者的常见疑问

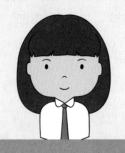

疑问：得了肿瘤就是得了癌症吗？

解惑：并非所有的肿瘤都是癌症。

　　肿瘤分为良性肿瘤和恶性肿瘤，而癌症是恶性肿瘤的一种，平常用于指代所有的恶性肿瘤。癌症的基本单位是癌细胞。癌细胞是一种变异细胞，特点是分化差，生长速度快，可以通过各种途径扩散到身体其他部位。

疑问：罹患癌症后，可以单纯地依靠中医药治疗吗？

解惑：虽然中医药对人的身体健康有很好的保健作用，在治疗癌症方面也有独到的一面，但如果单纯依靠中医药治疗，可能达不到很好的治疗效果。

　　目前，中医药治疗对癌细胞有抑制作用，但是没有明显的杀伤作用。因此，在治疗癌症方面，中医药所起的主要作用是预防癌症、辅助治疗以及巩固疗效等。如果单纯依靠中医药治疗，有时候不仅不会起到很好的治疗作用，而且可能会错过最佳治疗时间，从而耽误病情。

疑问：和女性相比，男性更容易患癌症吗？

解惑：英国科研人员认为男性更容易患癌症。

　　从生活方式相比，男性的生活方式一般不如女性健康。比如吃饭不规律，过量地摄入酒精、香烟等，而且男性在患病后一般会倾向于忽视或掩饰早期病症。

　　从重视程度相比，男性一般不如女性。男性一般不会在患病早期去看医生，往往等到癌症中晚期才被确诊，这样就增加了治疗难度。

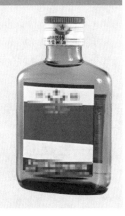

解惑：有研究表明，大约60%的癌症发生在65岁以上的人群中。

老年人罹患癌症的因素主要有以下几点：

因素之一：癌症是一种慢性病，致癌因素潜伏在人体后，并不会马上发病，会经过15～30年的潜伏期，一般则为20年。所以，经过癌症潜伏期后，癌症患者的年龄就会显得大了。

因素之二：老年人的身体已不像年轻人，他们的机体免疫功能明显不如年轻人。免疫功能下降，肿瘤的发生概率自然会增高。

因素之三：年龄越大，接触到的致癌因素也就越多，长年累积，致癌因素对身体的影响也就会越大。

因素之四：慢性炎症也是致癌原因。老年人如果本身已存在慢性炎症，比如慢性支气管炎、慢性胃炎、慢性肠炎等，就很容易增加患癌风险，如肺癌、胃癌等。

在老年时期，我们同样要注意避免癌症的侵袭。比如积极锻炼身体、养成良好的生活习惯、注意饮食平衡、定期体检等。

解惑：国内多家医院的报告中显示，35岁以下年轻人患胃癌的人数占到胃癌患者总数的6%～11%。乳腺癌提前到20岁，宫颈癌提前到30岁，肺癌在25岁就出现了。患癌人群的年轻化可能与下列因素有关：

因素之一：饮食结构发生变化，如饮食过细、摄入的纤维素不够。

因素之二：经常吃一些油炸、腌制类的食物。

因素之三：生活环境发生改变，如空气污染、水质污染、电脑等设备带来的辐射等。

因素之四：精神压力增加。

因此，年轻人应该重视健康问题，重新审视自己的生活习惯和饮食习惯，及时进行调整，避免受到癌症的侵袭。

解惑：癌症原则上不传染，但其在发展过程中可能与传染疾病有关。

临床专家通过实验发现癌症并没有传染的迹象。因此，当你身边的人或亲人得了癌症，不要担心被传染的问题，应该及时的给予关心与信心，共同来抵抗癌症。

解惑：癌症患者如果没有彻底治愈，最好不要结婚。

结婚之后，势必会产生很多问题，比如工作、家务事及生儿育女等方面的问题，如果癌症患者经常思考这些问题，会影响其精神情绪。所以，在确诊之后，应集中精力对抗癌症。未彻底治愈，不宜结婚。

解惑：癌症患者如果没有彻底治愈，不宜怀孕。

癌症患者如果是在妊娠期发现癌症，应尽快终止妊娠，及时进行治疗；癌症患者如果在治疗期间怀孕，而怀孕可能会使体内激素平衡失调，从而有可能导致肿瘤的发展。临床研究表明，癌症患者在怀孕期间，癌症复发或转移的概率会增加，而且胚胎容易发育异常，出现流产、早产、畸形儿的现象，所以癌症患者如果没有彻底治愈，不宜怀孕。

解惑：哺乳期间如果发现癌症，应立即停止哺乳。

临床试验表明，女性癌症患者在哺乳期间容易促进癌症的增长和扩散。如果在怀孕之前已经治愈，则可以进行哺乳，但是仍要注意身体的变化，一旦发现，就必须立刻停止。此时，果断停止，对母亲和孩子都有好处。

解惑：癌症的生长速度与吃肉没有关系。

肉中含有丰富的蛋白质，而蛋白质是体内必需的营养素，因此不能吃肉的说法是不正确的。只要不是高脂肪、煎炸类的烹调方式，瘦肉和鱼肉是非常好的选择。吃素的人应该选择谷类搭配豆类的方式，来补充体内的蛋白质。

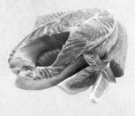

解惑：癌肿是有可能自行消失的。

癌肿是由癌细胞聚集而成，一般来说，癌细胞是很难逆转为正常细胞的。但医学上确实有个别得了癌症以后未经治疗而自愈的病例。自行消失的癌症最常见的有肾癌、卵巢癌、乳腺癌、恶性黑色素瘤等。癌块的消失可能与自身有关，比如自身免疫力的增加、内分泌调节正常、除去了致癌物质、切除了癌的原发灶等。

疑问：癌症会遗传吗？

解惑：实际上，在所有癌症中，有遗传倾向的癌症只占5%左右，如乳腺癌、结肠癌、肺癌、肝癌、视网膜母细胞瘤等。这些癌症比其他癌症更具有遗传倾向。但是这些癌症不仅仅与遗传因素有关，更与不良的日常生活习惯和饮食习惯相关。

结肠癌：有一种称为家族性多发性结肠息肉的疾病，容易发展成为结肠癌。据观察，如有父母患上因上述疾病导致的结肠癌，其子女，特别是女性，会有半数也患上同类癌症。

视网膜母细胞瘤：视网膜母细胞瘤是婴幼儿最常见的眼内恶性肿瘤，89%发生于3岁之前，常为双侧性，有家族史。40%的病例属遗传型，为常染色体显性遗传。

肝癌：如果父母被诊断出患肝癌，子女应该是一级预防对象，因为乙型肝炎病毒的垂直传播，易造成肝癌的家族聚集倾向。特别是我国85%以上的肝癌患者都来自乙肝，而携带乙肝病毒的女性，其后代患肝癌的概率较高。

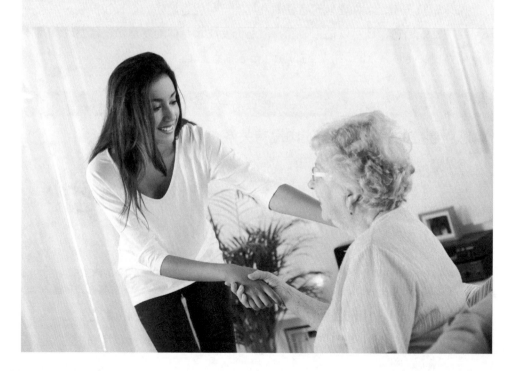

常见癌症的早期讯号

❀ 肺癌的早期表现

很多肺癌患者忽视了早期的肺癌症状，以致出现长时间咳嗽、痰中带血、呼吸急促、发热和胸痛等典型症状时，才到医院就诊，这时肺癌大多数已是中晚期了。而在这些中晚期肺癌患者中，适宜通过手术治疗的不到10%。可见，了解肺癌的早期症状，对于治疗是十分必要的。肺癌的早期表现可能为咳嗽、血性痰和胸痛。

➕ **咳嗽**。咳嗽很容易与感冒和上呼吸道感染等疾病混淆，如果这些症状持续治疗两周仍不愈，就需要到专科医院做进一步检查。

➕ **血性痰**。血性痰是肺癌侵犯支气管内的毛细血管造成的，出血量不多，多为痰中带血丝或血点。

➕ **胸痛**。胸痛是肿瘤生长在胸膜下或胸腔内引起的局部刺激而诱发的疼痛，多数表现在夜间。

警惕肺癌的早期肺外表现也是十分重要的。如果你遇到不明原因的体重快速下降，经常感到憋气、呼吸困难，运动后气短、气促，肩臂痛，骨关节痛，也有可能是肺部发生癌变。

❀ 胃癌的早期表现

从自身的感受与症状变化来识别胃癌的早期报警信号，可归纳为以下内容：

➕ **腹痛**。腹痛失去原有溃疡病发作的规律性，明显不同于往常。

➕ **胃痛**。胃痛发作时，进食或服药后无济于事，反而加重。

➕ **食欲不振、乏力**。以往胃病发作时，食欲、体重和体力无多大影响，现在却出现食欲不振、乏力，并且体重有明显减轻的症状。

➕ **便血**。持续便血甚至呕血。

➕ **消瘦**。原因不明的消瘦。

另外，经毕奥Ⅱ式胃手术后5年以上，有消化不良、消瘦和胃出血等症状。

❀ 肝癌的早期表现

➕ **疲劳、乏力**。人体摄入的营养物质通过小肠被吸收，再被运送到肝脏，肝脏对其进行加工处理，使之便于机体利用。一旦肝脏受到损害，对全身的热量供给能力就会下降，随之出现身体疲倦、容易劳累、乏力等症状。

另外，如果出现不明原因的食欲减退、上腹不适、钝痛等症状，也应提高警惕。这些症状在肝癌早期往往不明显，容易忽视，一旦出现了体重减轻、腹部胀满感加重以及黄疸，那一定是肝脏出现了病变。

✤ 子宫癌的早期表现

✚ **阴道出血**。不正常的出血是其代表性的症状，有时不光是鲜血，也可能是褐色的、粉色的或混有血液的分泌物。性生活时由于性器官的接触而引起的出血，闭经后的出血都是癌症的重要信号，有必要及时到妇产科检查。过早开始性生活，与许多男性有过性接触及分娩次数过多的女性，一旦有不正常出血，其患子宫癌的可能性较高。

✚ **阴道分泌物增多**。阴道分泌物增多主要是指白带增多，这是子宫颈癌最多见的早期症状，约占患者的80%。

✤ 食管癌的早期表现

✚ **食物吞咽不畅**。据最新的统计，早期食管癌的症状有食物吞咽不畅，进食冷、热食物时感到刺痛，胸骨后疼痛、进食时能感到食物通过。食管癌患者绝大多数是男性，男女比例为5∶1，而且大多数患者都是重度的吸烟者和饮酒者。

✤ 大肠癌的早期表现

✚ **便血**。出血就是大肠癌的早期症状。大便表面附着带血黏液。肠道癌肿向肠腔内突起，并发生溃疡等。这部分组织失去了正常的肠道黏膜，当粪便通过时，就会产生接触性的出血，或是虽未接触，但由于溃疡破溃而出血。

另外，出现排便不畅、排便不尽感、大便变细，或感觉持续腹痛，不正常的体重下降或疲劳感等症状时，也应怀疑患有大肠癌的可能。

✤ 胰腺癌的早期表现

作为早期症状，除有腹痛、体重减轻、黄疸（不常见）之外，还有腹部不适、腹胀、食欲不振、大便异常（腹泻、便秘）、恶心，背部、腰部的放射痛，以及疲倦感。但遗憾的是在这么多症状中没有哪一项是胰腺癌特有的症状。

虽然胰腺癌早期症状不明显，但是通过血液、尿液检查可发现胰腺的异常，因此专家建议，50岁以后一定要进行定期的健康体检，应用超声波检查常能发现无症状的胰腺癌。

膀胱癌的早期表现

✚ **终末血尿**。同是血尿，如果在排尿的最后一滴中混有血液，即终末血尿，应怀疑是膀胱癌，即由于膀胱收缩，癌肿处血液被挤压造成出血。因此在观察血尿时不要漏掉最后一滴，这一点很重要。

在早期阶段，膀胱癌可能没有明显的症状，晚期症状包括血尿，频繁的尿急、尿痛、尿频，体重减轻和食欲减退，腹部或背部疼痛，持续低热或贫血等。

前列腺癌的早期表现

✚ **排尿异常**。如果年龄超过50岁，出现尿频、尿线变细、尿流缓慢、排尿不尽、排尿困难、排尿无力等排尿障碍，可能是前列腺肥大，也应怀疑是否为前列腺癌。其早期症状不明显，当肿瘤发展到一定阶段，这些症状才会显现出来。前列腺癌主要是由于肿瘤压迫尿道引起的，如果发展到晚期，会引起肾积水，甚至导致尿毒症，表现为腰痛、尿少等症状。

肾癌的早期表现

✚ **全程血尿**。如果是肾癌，出血时通过两侧的输尿管流入膀胱，因此排尿时从开始到最后都是血尿，即出现"全程血尿"，应怀疑是肾癌。这时应用超声波进行检查，及早发现并治疗。

脑肿瘤的早期表现

✚ **头痛**。头痛是脑肿瘤的代表性症状。多因颅内压变化和肿瘤直接影响等因素，使颅内敏感结构脑膜、脑血管、静脉窦和神经受到刺激所引起。作为常见的早期症状，90%的脑肿瘤患者均有头痛。多为搏动性胀痛或钝痛，呈阵发性或持续性发作，性质多较剧烈，常在清晨发作，有时在睡眠中被痛醒，但起床轻度活动后头痛就会逐渐缓解或消失。

✚ **恶心、呕吐**。早期或首发症状，多伴以头痛、头晕。常发生在清晨空腹时，典型表现为与饮食无关的恶心或喷射性呕吐，且常于较剧烈的头痛、头晕之后发生，头位变动可诱发或加重。小儿颅后窝肿瘤出现呕吐较早而频繁，易误诊为胃肠道疾病。恶心、呕吐是因颅内压增高或肿瘤直接影响迷走神经核（呕吐中枢）所致。

➕ **视觉障碍**。视觉障碍包括视物成双、视物摇动、视物模糊、视野狭窄等。

➕ **手足麻痹**。生长于颅内运动区或感觉区的肿瘤，常出现肢体的感觉异常、肢体无力，并可进行性加重，当肿瘤位于小脑时，常出现运动平衡功能障碍。

➕ **精神异常**。因大脑皮质受损害引起，表现为思维与记忆力减退，性格与行为改变，进而发展为嗜睡、意识不清。在老年人中，常易被误认为阿尔茨海默病。

脑部肿瘤根据其所在的部位不同，有时会呈现特征性的症状，比如幻嗅、幻视、耳鸣、半身麻痹、走路不稳、吞咽呛咳等。

⚛ 鼻咽癌的早期表现

➕ **鼻出血**。部分患者有鼻涕带血或口中吐出的唾液中带血丝。因肿瘤增大，瘤体表面破损溃疡或坏死，引起出血。如果瘤体增大还会堵塞鼻孔，引起鼻塞。

➕ **头痛**。临床上常表现为偏头痛，也有枕项部疼痛，是因为鼻腔肿瘤压迫附近的血管、神经所致。

➕ **视力障碍**。当肿瘤压迫到眼眶附近的脑神经时，患者会出现视力障碍，如复视、视力模糊、视力障碍或眼球外凸、瞳孔扩大等症状。

此外，还有面部及舌体感觉麻木、张口活动时下颌骨偏斜、声哑、吞咽困难、病侧耸肩无力、耳鸣、听力减退、耳痛或鼓膜内陷、颈部淋巴结肿大等症状。

⚛ 喉头癌的早期表现

➕ **声音嘶哑**。喉头癌多发于声带，因此要注意声音的变化。如果原因不明的声音嘶哑持续两周以上，就要请耳鼻喉科或喉头科的专科医生检查。反复出现声音嘶哑时，尤其要注意。吸烟是喉头癌的主要原因。患喉头癌的人中男性占绝大多数，男女比例为8∶1，起病年龄大部分在50～60岁。

⚛ 舌癌的早期表现

➕ **舌缘疼痛、糜烂、硬节**。舌癌大部分发生在舌的边缘。凹凸不平的龋齿、排列不整齐的牙齿，对舌的相应部位是一种不良的慢性刺激，这是致癌的原因之一。舌缘疼痛、糜烂、硬节出现时应及时去耳鼻喉科或口腔颌面外科就诊。

常见检查与预防癌症时的误区

防癌检查认识误区	防癌检查科普区
检查项目越多越好	有些肿瘤检查项目对人的身体有一定的危害，因此需要专业医生根据受检者自身的情况进行检查。
没有相关症状就不需要检查胃肠镜	建议在体检时加检胃镜、肠镜。因为早期的大肠癌往往没有任何症状，即使有些腹泻的症状也被当成是普通腹泻。
X线检查可以查出是否患肺癌	肺部肿瘤筛查需进行CT检查，X线检查其实并不灵敏。很多X线检查出来的肺癌，实际上已经到了晚期。
常规体检等于肿瘤筛查	因两者的侧重内容不同，因此常规体检中通常很少包含肿瘤筛查。所以，应当在进行常规体检的同时，还可以进行防癌检查。
妇检合格等于未患妇科肿瘤	常规妇科检查虽然很重要，但并不是衡量健康的唯一标准。必要时，可以做一些相关的辅助检查和针对某一个部位的防癌筛查。
所有医生都可以做癌症筛查	只有专科肿瘤医院才会更加了解肿瘤的各种性状。
体检之前不需要做好准备	专科的肿瘤医生通常需要综合多项的检查项目结果。如果受检者没有做好准备而影响了检查结果，就可能造成漏诊与误诊。
血液检查就可以查出来是否罹患癌症	现代医学检查一般很难通过血液检查就确诊患者已经罹患癌症。血液中肿瘤标志物虽然作为一项检查数据，但很多时候血液中肿瘤标志物的数据异常并不一定就是罹患癌症。 此外，检查时发现肿瘤标志物升高也并不等于罹患癌症，只能当作癌症的高危人群。

常见癌症名称	认识误区	科普区
肺癌	低焦油香烟不会有太大危害	研究表明，吸低焦油香烟并不会降低患肺癌的危险。此外，香烟中的致癌物质并不是只有焦油，还有其他致癌物质。
	忽视厨房油烟和装修中的有害物质	厨房中的油烟以及装修中的有害物质对身体的伤害是很大的。因此，平时应尽量避免室内油烟和环境污染带来的危害。
胃癌	胃病是小毛病，吃点药就好了	早期胃癌80%没有症状，少数有症状的，也极易同胃炎、胃溃疡等胃病相混淆。因此，不尽早进行胃癌诊断，不利于胃癌的治疗。
	老年人才有胃病，年轻人胃疼是吃错了东西	我国35岁以下年轻人的胃癌发病率高达11%。如果身体出现不明原因的状况后，应及时进行检查。
乳腺癌	乳腺癌一般都会有肿块	大约有10%的乳腺癌确诊患者乳房都不会出现肿块、疼痛或是其他症状。
	年轻妇女不会患乳腺癌	一般来说，绝经后的妇女患癌症的概率较高，但任何年龄段的妇女都有罹患癌症的可能。
大肠癌	贫血很严重，不可以手术	一般来讲，只要手术前血红蛋白超过70克每升，就可以接受手术，贫血在手术切除肿瘤后才会真正恢复。低于70克每升可考虑适当术前输血。
	便血是痔疮的表现	便血可能是痔疮的表现，但也可能是直肠癌的临床表现。因此要进行及时的检查以便治疗。
白血病	骨髓移植是最好的治疗手段	白血病的类型有很多种，骨髓移植是某些类型白血病的最佳治疗手段，但是不能以偏概全，应根据自己的具体病症采取合适的治疗手段。

中西医关于癌症的疗法

❀ 中医疗法

中医检查癌症时，常用的就是"望、闻、问、切"四诊法。

望诊主要是观察患者的神色形态以及身体局部的状况，比如头发、皮肤的光泽，眼睛的颜色或是眼中是否有血丝等。望舌是望诊的重要内容之一，舌诊的主要内容包括观察舌质和舌苔，舌质反应脏腑虚实，舌苔反应病邪的性质和深浅等。

闻诊是通过听觉和嗅觉，了解患者发出的语言、呼吸、咳嗽、呃逆、嗳气等声响和口气、分泌物、排泄物等的异常气味，来判断正气的盈亏和邪气性质的一种诊法，可概括为听声音和嗅气味两方面。

问诊是询问患者就诊时所感受的痛苦和不适，以及与病情相关的全身情况，从而用以诊断疾病的方法。

切诊最常见的为切脉，切脉是医生诊察疾病的重要手段，更是中医辨证的"拿手好戏"。经验丰富的中医大夫，通过切脉，常能相当准确地判断出患者患病的部位和性质，推测疾病的进展和预后，窥察体内邪正盛衰等情况。

中医抗癌治疗一般讲究扶正固本，从而施以辨证疗法。中医的疗法常用的就是中药调理法以及针灸按摩调理法，重在调节人体自身的免疫力，促进患者康复。

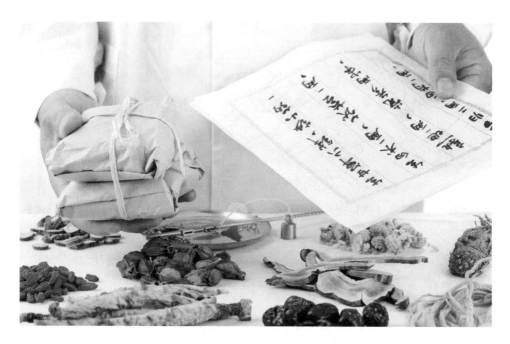

⚛ 西医疗法

西医检查癌症时，一般是通过仪器对人体进行扫描，从而根据扫描结果进行分析、治疗。常做的三大扫描分别为电子计算机断层扫描（CT）、磁共振扫描（MR）、正子断层扫描（PET），西医检查能够比较准确地呈现出身体各方面的情况。西医治疗目前主要有手术疗法、放射疗法以及化学疗法。

手术疗法

早期发现癌症时，如果是除鼻咽癌外的单一性肿瘤，一般会优先选择手术治疗。但具体选择何种手术的治疗方式，则要视自身情况而定了。手术成功有时并不等于彻底治愈了癌症，因为癌细胞的分布情况不一样，有时手术虽然切除成功，但身体内仍有部分癌细胞转移或是存活。因此，在进行手术治疗时会用化学疗法和放射性疗法进行辅助治疗。

在做手术时，一般要求患者身体状况必须良好。做手术时，人体有时会产生不适症状，根据手术部位的不同，产生的不适症状也会不同，如在胸腔部位的手术一般表现为胸闷或咳喘，在腹腔部位的手术一般表现为排便异常或腹胀。

放射疗法

放射疗法（简称放疗）是通过高能量的辐射性来破坏癌细胞，抑制其生长和分裂。选择放射疗法是因为有些恶性肿瘤比如鼻咽癌对放射线敏感，或是经过手术治疗后，有些局部癌细胞仍不能清理干净。

放射疗法可以分为体外放射疗法和体内放射疗法，这是根据放射源的位置来进行分类的。顾名思义，体外放射疗法是在人的身体外部用机器治疗；体内放射疗法是将小型的容器放在身体肿瘤内或是肿瘤附近的一种疗法，其放射强度较小。放射疗法也会产生一些不适症状，比如食欲不振、恶心、呕吐、掉头发、身体疲乏、发炎等。

化学疗法

化学疗法（简称化疗）是采用化学药物来阻止癌细胞的转移、生长，最终消灭癌细胞。选择化学疗法是因为有些恶性肿瘤对化学药物敏感或是发现癌细胞已经转移，还有可能是经过手术治疗后发现淋巴结转移。

化学治疗有口服、注射或通过插管治疗的方式。化学疗法在治疗的过程中会产生一些不适症状，比如恶心、呕吐、贫血、口腔溃疡等。

预防癌症的方案与计划

随着对癌症这一疾病认识的不断深入，人们逐渐意识到预防是对抗癌症最有效的武器。科学研究表明，40%的癌症可以预防，30%的癌症如能尽早诊断则可能治愈，合理而有效的治疗可使30%的癌症患者的生存质量得到改善。

癌症预防的最终目的，就是降低癌症的发生率和死亡率。20世纪80年代初，预防医学和医学专家提出了癌症三级预防的概念。

✳ 一级预防

一级预防以防止癌症的发生为目标。其任务包括研究各种癌症病因和危险因素，针对化学、物理、生物等具体致癌、促癌因素和体内外致病条件采取预防措施，并针对健康机体采取加强环境保护意识，改善饮食，增强运动，以促进身心健康。对于个人来说，这个时期是重要的"防患于未然"时期。

避免吸烟

吸烟是为人们所熟知的致癌因素，与30%的癌症有关。烟焦油中含有多种致癌物质和促癌物质，如苯并芘、多环芳香烃、酚类、亚硝胺等，当烟草燃烧的烟雾被人体吸入时，焦油颗粒便附着在支气管黏膜上，经长期慢性刺激，可诱发癌变。吸烟主要引起肺、咽、喉及食管部癌肿，也可使身体其他部位发生肿瘤。

饮食结构

研究表明，结肠癌、乳腺癌、食管癌、胃癌及肺癌是最有可能通过改变饮食习惯而加以预防的。实际上，合理的膳食可能对大部分癌都有预防作用，特别是植物类型的食品中存在各种各样的防癌成分，这些成分几乎对所有癌的预防都有效果。

《中国居民膳食指南（2016）》中针对2岁以上的所有健康人群提出6条饮食结构指南，关键推荐如下。

（1）食物多样，谷类为主。每天的膳食应包括谷薯类、蔬菜水果类、畜禽肉蛋奶类、大豆坚果类等食物。每天摄取12种以上食物，每周25种以上。食物多样、谷类为主是理想膳食模式的重要特征。

（2）吃动平衡，健康体重。各年龄段人群都应天天运动，保持健康体重。食不过量，控制总能量摄入，保持能量平衡。

（3）多吃蔬果、奶类、大豆。蔬菜水果是平衡膳食的主要组成部分，奶类富含钙，大豆富含优质蛋白质。餐餐有蔬菜，每天至少300克蔬菜，深色蔬菜应占1/2。天天吃水果，保证每天摄入200～350克新鲜水果，果汁不能代替鲜果。每天吃奶制品，相当于液态奶300克。经常吃豆制品，适量吃坚果。

（4）适量吃鱼、禽、蛋、瘦肉。优先选择鱼和禽。吃鸡蛋不弃蛋黄。少吃肥肉、烟熏和腌制类食品。

（5）少盐少油，控糖限酒。培养清淡饮食习惯，少吃高盐和油炸食品。足量饮水，成年人每天7～8杯（1500～1700毫升），提倡饮用白开水和茶水；不喝或少喝含糖饮料。儿童、少年、孕妇、哺乳期女性不应饮酒。

（6）杜绝浪费，兴新食尚。珍惜食物，适量备餐，提倡分餐不浪费。选择新鲜卫生的食物和适宜的烹调方式。食物制备生熟分开、熟食二次加热要热透。学会阅读食品标签，合理选择食品。

其他

其他方面，包括职业、环境、感染、药物等。

因职业和环境的原因而接触化学物质可导致不同部位的癌症。如肺癌（石棉）、膀胱癌（苯胺染料）、白血病（苯）。部分感染性疾病与某些癌症也有很紧密的联系，如乙肝病毒与肝癌、人乳头瘤病毒与宫颈癌。

研究显示，在某些地区和国家，血吸虫寄生感染会明显增加患膀胱癌的危险性。长期暴露于离子射线和大量的紫外线下，尤其是来自太阳的紫外线下，也会导致某些癌症的发生，特别是皮肤癌。

常用的有致癌性的药物包括雌激素、雄激素、三苯氧胺等。绝经后女性广泛应用的雌激素与子宫内膜癌及乳腺癌有关。

✵ 二级预防

二级预防的目标是防止初发疾病的发展。其任务包括针对癌症症状出现以前的潜在或隐匿的病症，采取"三早"（早期发现、早期诊断、早期治疗）措施进行预防，以控制或减缓疾病的发展，恢复机体健康。

重视癌症十大危险信号

（1）体表或浅表可触及的肿块逐渐增大。

（2）持续性消化异常或食后上腹部有饱胀感。

（3）吞咽食物时胸骨有不适感，甚至哽咽感。

（4）持续性咳嗽，痰中带血。

（5）耳鸣、听力减退、鼻出血、鼻咽分泌物带血。

（6）月经期外或绝经期后的不规则阴道出血，特别是接触性出血。

（7）大便潜血、便血、血尿。

（8）久治不愈的溃疡。

（9）黑痣、疣短期内增大、色泽加深、脱毛、痒、破溃等现象。

（10）原因不明的体重减轻。

治疗癌前病变

这里的癌前病变包括食管上皮重度增生、胃黏膜的不典型增生和萎缩性胃炎、慢性肝炎和肝硬化、结肠息肉、支气管上皮的增生和化生等。

加强对易感人群的监测

癌瘤易感人群指有癌瘤遗传易感性和癌瘤家族史的人群。相关部门必须定期对其进行监测。

肿瘤自检

对于体表可触及或可看到的部位，也可定期进行自检。例如，女性可定期进行乳腺自我检查。

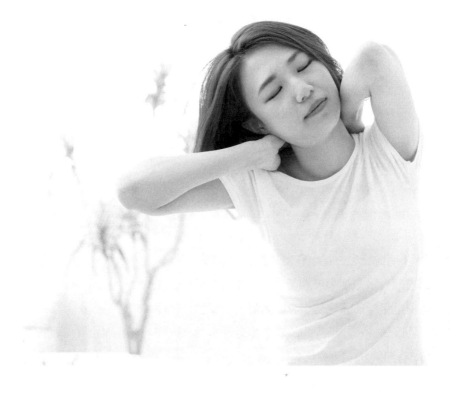

● 应当重视身体的变化情况，提早进行预防，做到早发现、早诊断、早治疗。

❊ 三级预防

三级预防的目标是防止病情恶化、防止残疾。其任务是采取多学科综合诊断和治疗，正确选择合理甚至最佳诊疗方案，以尽早消灭癌症，尽力恢复机体功能，促进康复，延年益寿，提高生活质量。

自我检查

中国医学科学院根据我国的情况，提出下列十大症状，作为引起人们对癌症肿瘤注意的警号。如发现自己有如下不适或相关症状应及时就诊：

（1）身体任何部位，如乳腺、颈部或腹部的肿块，尤其是逐渐增大的。

（2）身体任何部位，如舌头、颊黏膜、皮肤等处没有外伤而发生的溃疡，特别是经久不愈者。

（3）中年以上的女性出现不规则阴道流血或异常分泌物。

（4）进食时胸骨后闷胀、灼痛，有异物感，吞咽不顺。

（5）久治不愈的干咳或痰中带血。

（6）长期消化不良、食欲减退、消瘦，又未找出明确原因者。

（7）大便习惯改变或有便血。

（8）鼻塞、鼻出血，单侧头痛或伴有复视。

（9）黑痣突然增大或有破溃、出血，原有的毛发脱落。

（10）无痛性血尿。

除上述症状外，还有以下征兆，需要高度警惕。

（1）单侧持续加重的头痛、呕吐和视觉障碍，特别是原因不明的复视。

（2）原因不明的口腔出血，口咽部不适、有异物感，口腔疼痛。

（3）耳鸣、听力下降、回吸性咳痰带血、颈部肿块。

（4）无痛性持续加重的黄疸。

（5）乳头溢液，特别是血性液体。

（6）男性乳房增生变大。

（7）原因不明的全身性疼痛、骨关节疼痛。

（8）原因不明的疲乏、贫血和发热。

另外，癌前病变也应视为早期征兆。如黏膜白斑病、皮肤慢性溃疡、瘘管、增殖性瘢痕（特别是化学药品烧伤引起的瘢痕）、皮肤角化症（特别是大小鱼际处的手掌角化症、乳腺囊性小叶增生病、宫颈糜烂、宫颈息肉等）、萎缩性胃炎和肠上皮化生、直肠多发性息肉，可发展为癌症。

❋ 生活中预防癌症六步走

第一步	调整心情	压抑、恐惧可能会诱发癌症，快乐可以预防癌症	让自己动起来：去散步、去旅游、去运动。
			调整自己的心态，保持心理平衡。
			拒绝生气、拒绝抱怨，让生活充满爱。
第二步	调整日常饮食结构	不合理的饮食容易诱发癌症，合理的饮食可以预防癌症	多吃一些防癌抗癌的水果、蔬菜；日常饮食注重营养均衡。
			少吃烧烤类、腌制类、油炸类、熏制类的食品。
第三步	调整自己的生活方式	良好的、有规律的生活方式能够有效地预防癌症	戒烟，香烟中含有大量致癌物质；改变酗酒的方式，过量的酒精会促进癌细胞的扩散。
			作息规律，每天保证有足够的睡眠，让运动成为习惯。
			远离日常生活中的致癌物，如甲醛、油烟、致癌药物等。
第四步	增强体质	增强自身体质、加强免疫力是防癌的重要防线	补充体内缺乏的营养素。改善消化系统，可以让食物中的营养充分吸收。
			增强身体的肝脏功能，肝脏是消化系统中重要的一环，也是代谢毒素的运作中心。
第五步	定期做身体检查	进行癌症的筛查，是防癌抗癌关键	定期做一些身体检查，了解自身的身体状况。
			可以在正常的身体检查基础上再做一些防癌检测。
第六步	学会科学认识癌症	增强有关癌症方面的知识，可以更好地预防癌症	多阅读一些有关癌症方面的书籍，加强对癌症的科学认识，摒弃一些错误的认识。

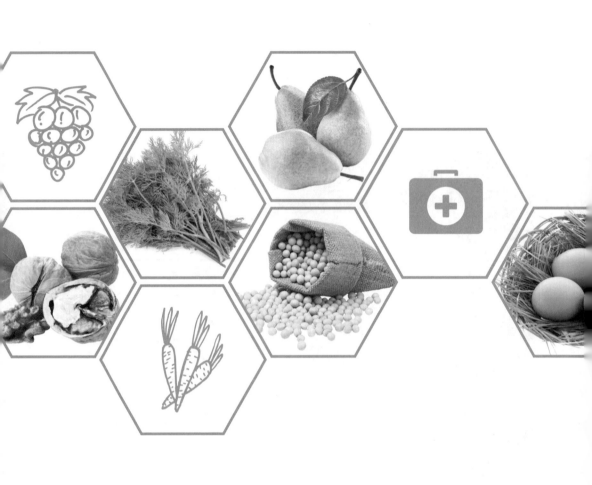

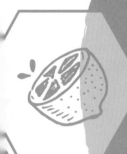

第二章

防癌抗癌
饮食有方

癌症的发生有很多方面的因素，不合理的饮食就是其中之一，因此吃对、吃好对身体健康是非常重要的。那饮食和癌症具体有哪些关系呢，让我们一起来看看吧。

人体所需的营养素与癌症的关系

一个合理且平衡的饮食需要满足身体机能所需要的全部营养素，我们身体所需的营养素一般包括水分、脂类、碳水化合物、蛋白质、矿物质、维生素、膳食纤维。那这些营养素与癌症又有哪些具体的关系呢，下面就来简单分析一下。

❀ 脂类与癌症的关系

脂类作为一种食物，除了可以满足人体所需的热量之外，它还可以提供人体所需的脂肪酸，其含有的一些类脂质则是细胞必需的成分。此外，脂肪还可以促进一些维生素的吸收，如维生素A、维生素D、维生素E只能溶于脂肪。可见，人体需要适量的脂肪。

众所周知，低脂饮食可以预防癌症。有些科学家发现，饮食中脂肪含量低的国家和地区其发生某些癌症的概率要低于饮食中脂肪含量高的国家和地区。不仅如此，有些学者发现人们的饮食习惯如果由低脂肪饮食转向高脂肪饮食，其患癌的概率便会上升。

值得注意的是，脂肪中的某些物质会促进一些癌症的发生，但并不等于脂肪会促进所有癌症的发生。

❀ 矿物质与癌症的关系

人体所需的矿物质种类不下20种，矿物质是人体不可或缺的营养素之一。矿物质与身体内的酶结合，以维持人体自身的代谢功能。

钙与癌症的关系：研究表明，人体吸收适量的钙会降低患直肠癌和结肠癌的风险。其次，适量的钙还会将脂肪酸与胆汁酸形成的不溶性化合物排出体外，而脂肪酸与胆汁酸的代谢物会促进肠癌的发生。

碘与癌症的关系：我们都知道碘可以预防血管硬化，因此，吸收适量的碘对身体是很有好处的。而且，有学者认为缺碘与乳腺癌的发生有密切的联系。但不可摄入过多的碘，否则会引起中毒。

铁与癌症的关系：铁可以提高人体的免疫功能，参与氧化还原，清除活性氧和自由基。此外，研究发现，人体内铁和锰的同时缺乏和肝癌的发生有一定的关系。铁和锰的同时缺乏会降低某些酶类的活性，从而导致内分泌失调，免疫功能低下，还会使肝细胞的线粒体发生变异。

硒与癌症的关系：研究表明，硒具有抗癌作用。第一，硒可以增强人体的免疫力，对防癌抗癌起着非常重要的作用。第二，硒是一种良好的抗氧化剂，可以清除体内产生的自由基，同时保护细胞膜的结构和功能不被自由基所破坏。第三，硒具有抗毒作用。有一些环境污染物质，如汞、砷等，对人体健康会造成危害，有研究表明，硒可以对抗汞的毒性，减轻汞的伤害性。第四，硒可以抑制致癌物质的活性。有一种含硒的酶可以催化有机过氧化物的还原，还可以破坏致癌物质的活性。因此在日常饮食中，可以适量地摄取硒元素，肉类、海产品、蘑菇、芦笋等都含有较高含量的硒元素。

❀ 维生素与癌症的关系

维生素A与癌症的关系：维生素A在治疗癌症的过程中有较重要的作用。研究发现，维生素A及其衍生物不仅可以治疗皮肤病，而且对多种癌症的治疗也很有疗效。但因其具有一定的副作用和毒性，在临床治疗中并没有被广泛使用。

维生素C与癌症的关系：维生素C有较强的防癌抗癌作用。第一，维生素C可以提高身体的免疫功能。较之免疫功能低的人群，免疫功能高的人群患癌症的概率较低。而且，人体免疫功能高的人，其体内的免疫系统可以保持高度的活性，如果发现不正常的细胞，免疫系统就会"追捕并且消灭"这些细胞，维持身体的健康。第二，维生素C可以减轻致癌物质的伤害。维生素C在机体活动中，可以使一些只溶于脂肪的致癌物质变得溶于水，并且将这些物质排出体外。第三，维生素C有抵抗辐射的功能，不仅可以保护正常细胞，而且可以减轻放射线疗法产生的不适症状。第四，维生素C可以抑制致癌物质亚硝胺的合成，有抗癌作用。第五，维生素C可以提高正常细胞的功能，降低正常细胞癌变的概率。第六，维生素C是一种很好的抗氧化剂和还原剂，有抗癌作用。

❀ 膳食纤维与癌症的关系

膳食纤维中的不溶性纤维可以促进肠道蠕动，在防止便秘的同时，可以促进有毒物质的排出，从而降低结肠癌的发生概率。不仅如此，膳食纤维还可以降低血液中血糖和胆固醇的含量。可见每天摄取适量的膳食纤维对身体健康大有裨益。

有研究表明，纤维可以抑制食物中碳水化合物、脂肪的吸收，有助于维持人体正常体重，从而达到减肥和防癌抗癌的效果。

拒绝：不合理的饮食习惯

饮食与癌症的发生有着密切的联系，现实生活中，有很多不良的饮食习惯容易诱发癌症。

❀ 经常食用油炸、烧烤、熏制类的食物

食物经过高温油炸处理后，自身的营养成分被破坏了，而且反复使用过的油容易产生致癌物质。

夏天，烧烤类的食物很受欢迎，但无论是哪种烧烤方式，一般来讲，在超过400℃的温度下，就会产生致癌物质苯并芘，因此任何烧烤类的食物都不宜多食。

熏制类食物一般包括熏肉、熏鱼、熏蛋等食品，其含有的致癌物质苯并芘化学性能稳定，在烹调中不易被破坏，经常食用可诱发胃癌、食管癌、肺癌等癌症。

❀ 经常食用腌渍、霉变类的食物

腌渍食物是用新鲜的食材经过腌渍处理后形成的一种食物。食材经过腌渍后不仅会丧失其营养成分，而且在腌渍过程中会产生大量的二甲基亚硝酸盐，而二甲基亚硝酸盐与人体内的胺结合后会形成致癌物质二甲基亚硝酸胺，这种致癌物质可导致胃癌和食管癌。

霉变的花生和玉米坚绝不能食用，其含有致癌物质黄曲霉素，黄曲霉素可引起食管癌、肝癌和胃癌的发生。

❀ 经常食用生冷、滚烫以及刺激性的食物

生冷性的食物一般没有经过消毒，因此细菌较多，而且生冷性的食物不易消化，容易造成肠道感染，增加癌变概率。

滚烫性的食物会破坏食管黏膜，当黏膜细胞出现增生性病变后，可能会发生癌变，诱发食管癌。

刺激性的食物一般会对消化道黏膜产生刺激作用，易引起消化系统方面的炎症，若经常食用刺激性的食物，会导致消化道反复受伤，癌变概率也会升高。

❀ 饮食过饱

《黄帝内经》写道："饮食自倍，肠胃乃伤。"这就表明了一次食用过多的食物会对我们的肠胃造成损伤。

吃太饱会加重肠胃负担，影响身体的新陈代谢，而且在新陈代谢的过程中会产生过多的废弃物和氧化物，长期如此会使肠胃功能失调，增加癌变概率。而且，吃太饱也会促进肿瘤的生长。

❀ 饮食不规律

在经济快速发展的时代，人们在生活和工作的双重压力下，逐渐改变了自己的饮食习惯。饮食时间不规律、经常在外就餐等习惯，对人体的身体健康造成了很大的负担。

如今很多人吃饭没有固定的时间，有时候午饭的时间吃的是早饭，半夜吃晚饭，久而久之，人体的脾胃功能就会受到损伤，而且会使身体功能长期处于一种"病变状态"，也就是现今说的亚健康状态。人体一旦长期处于亚健康状态，其免疫系统功能就会被削弱，面对各种疾病的侵袭，各器官功能就达不到较好的防御状态，从而导致某些疾病的发生，加大癌症的发生概率。

经常在外就餐的习惯对人体健康也很不利。餐馆的食物有时为了色香味，会采用高温油炸的烹饪方法，或者加入过多的调味料，含有较多的致癌物质，这些都会诱发癌症的发生。

❀ 饮食不平衡

饮食不平衡主要是指很少食用蔬菜和水果。饮食讲究合理和平衡，蔬菜和水果中含有人体所需的很多营养素，膳食纤维和维生素C具有很好的抗癌作用，而蔬菜和水果是这两者的主要来源。

研究表明，芦笋、胡萝卜、南瓜、圆白菜等蔬果有较强的抗癌作用，尤其是对食管、胃、结肠等部位的抗癌作用更强。平常生活中，如果很少食用水果和蔬菜，身体的免疫功能就会下降，免疫功能一下降，患癌的概率就会上升。

饮食不平衡还指过分偏重某一类食物，如有些人只爱吃蔬菜，有的人只爱吃水果，这些都是不好的习惯。人体所需的营养素应均衡全面，如果偏食、挑食，则会导致体内某些营养素缺乏，从而扰乱身体正常的功能，降低抗病能力。

接受：健康的饮食习惯

俗语"人是铁、饭是钢，"充分说明了食物对人体健康的重要性，食物不仅能够为身体提供能量，其所含营养还会为身体提供一个保护机制和调理机制，使机体能够更加有效地运转。因此，合理的饮食本身就是一种预防疾病与改善疾病的重要方式。在饮食方面，应注意以下几点。

❀ 吃饭要细嚼慢咽

不论从餐桌礼仪还是身体健康的角度来讲，细嚼慢咽都是一个好习惯。在吃饭时，咀嚼次数多，食物颗粒小，就越有利于消化，从而减轻胃肠道的负担，使营养物质更易被消化吸收。因此，要切忌吃东西狼吞虎咽。而且吃饭快容易损伤消化道黏膜，产生慢性炎症。此外，吃饭快，食物的体积大，很容易对食道及贲门等消化道产生刺激，时间久了，就会引起消化道损伤甚至引发癌变。

❀ 营养要平衡

一个平衡的膳食应包含人体每天所需的能量，比如应摄取足够的热量、蛋白质，适量的脂肪、膳食纤维，充足的矿物质、维生素以及水分等。如果长期偏食、挑食，会导致体内某种营养素的缺失，同时会诱发癌症。中国传统的饮食习惯一直坚持食物多样化的原则，这是非常符合人体健康需求的。

蔬菜和水果中含有的维生素以及其他营养素是保持消化系统正常运转的重要元素。多吃新鲜的蔬菜以及水果，可以促进胃肠道的消化功能，从而保护了胃肠道黏膜，对防癌抗癌有积极的作用。

❀ 饮食要规律

防癌抗癌应坚持两大原则：一是避免有害物质的侵袭，在日常生活中，应当避免或尽可能少接触致癌物质；二是提高自身的防御能力和抵抗能力。

有规律的饮食，会使身体调整到一个好的状态。研究发现，规律饮食可形成条件反射，有助于消化腺的分泌，从而有利于食物的消化。同时要注意睡前2~3个小时不要进食，因为身体的各个器官在晚上都会进入休息，如果睡前进食，会导致胃在休息的时间被迫工作，容易加重胃黏膜的损伤，进而导致胃溃疡、胃癌等疾病。

因此，在日常生活中，应养成规律饮食的习惯，让身体保持一个良好的状态。

吃饭要注意温度、硬度和咸度

吃饭时，应注意食物的温度，以“不烫不凉”为原则。温度过高，食物太烫会伤及口腔及食管黏膜，可能会引起口腔癌等病症；温度过低，食物生冷会刺激肠道，引发腹泻等消化系统病症，因此吃饭应保证食物温度的适宜。

吃饭时，还应注意食物的硬度。避免吃一些过硬的食物，因为硬的食物会损伤食管上皮细胞及胃黏膜，容易诱发食管癌及胃癌等。

对于癌症患者，在饮食上，应少吃盐，但仍要保证每天的摄取量，世界卫生组织推荐成人每天食盐摄入量为6克。过多的食用盐，还会加大患胃癌的风险。此外，过多的摄取食盐会增加血容量，从而增加患高血压的风险。

饮酒要讲究

《本草新编》上说：“酒，味苦、甘、辛，性大热，有毒。无经不达，能引经药，势尤捷速，通行一身之表，高中下皆可至也。少饮有节，养脾扶肝，驻颜色，荣肌肤，通血脉。”可见，适量饮酒对身体是有益的。平常喝酒时，在注意饮酒次数的同时，也要考虑到自身的承受范围，不能勉强自己喝太多，一般来说每次饮酒不能超过100毫升。最后，要考虑酒的种类，选择适合自己的酒。

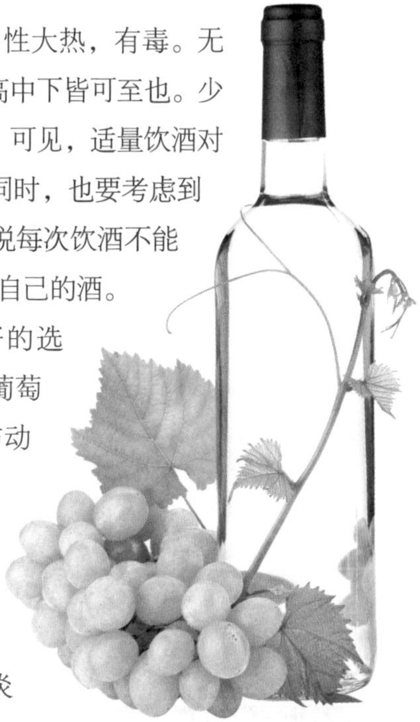

从保健的功效来说，葡萄酒等果酒是最好的选择。葡萄酒内含有多酚类物质，每天适量饮用红葡萄酒可以降低血液黏稠度，不容易形成血栓，预防动脉粥样硬化。

其次是黄酒和白酒。对于黄酒，生喝、热饮有不同的保健作用。黄酒生喝对消化不良、厌食等症有效。黄酒热饮能起到活血化瘀、驱寒去湿等功效，对手足麻木、腰背疼、风湿性关节炎等症有效。

失眠症患者在睡前可以喝少量的白酒，因为白酒有舒筋活血、通风散寒的作用，可以起到促进睡眠的作用。

癌症患者的饮食方案

❀ 保证膳食平衡

"民以食为天"是我们经常挂在口头上的一句话，人们为了生存和生活必须摄取食物，以维持人体正常的生命活动。

近年来，食疗、食补的说法越来越受到大家的认可与欢迎，人们可以从食物中获取营养，使生命机体得到正常有序的运转，那应该怎么吃呢？《黄帝内经》当中的一句话恰到好处地回答了这个问题，"五谷为养，五果为助，五畜为益，五菜为充，气味合而服之，以补精益气。"说明了平衡的膳食，是抗癌的重要方面。

五谷——关键的营养来源

"五谷"即粳米、小豆、麦、黄豆等谷类和豆类。自古以来，谷类食物就是中国传统食物的主体，这些食物中的主要成分是碳水化合物和植物蛋白质，而中国人的饮食习惯就是以碳水化合物为热量的主要来源，这些恰好满足了人体生长发育所需的营养。因此保证对"五谷"营养的摄取，对抗癌非常重要。

五果——不可或缺的辅助来源

"五果"指的是水果、干果和坚果。"五果"是维生素、矿物质和食物纤维的重要来源，同时，花生、瓜子、栗子等坚果类食品在一定程度上弥补了蛋白质的不足。在食用时尽量"生吃"，这样才能保证维生素的完整性。所以，"五果"是平衡膳食中不可缺少的辅助食品，癌症患者在结合自身体质的情况下，可以适当食用。

五畜——重要的营养来源

"五畜"即牛、羊、猪、鸡等禽畜。肉类中含有丰富的蛋白质和氨基酸，是人体生理代谢和增强身体免疫力的重要营养物质。对于癌症患者，应适当地吃些肉，但不应食用高脂肪、油炸的肉类，可以适当食用瘦肉和鱼肉，保证一定营养的摄取，这对癌症的康复是非常有益的。

五菜——完善的营养来源

"五菜"即各类蔬菜。蔬菜中含有丰富的维生素以及膳食纤维，这些营养能够充实脏气，使体内的营养素更加完善。蔬菜的种类非常丰富，作用也很丰富，比如可以助消化、防便秘、降血脂等，而且也有一些"抗癌"蔬菜。因此食用蔬菜对抗癌是非常有帮助的。

✿ 坚持饮食营养

每个人为了维持日常生活需要，都要注意摄取营养的问题，尤其是癌症患者，不仅要维持基本体力需要，还要抵抗癌细胞的侵袭和治疗产生的不适症状，因此更要注意营养问题。癌症患者病情的特殊性决定了其吸收的营养素必须全面且均衡。

避免体重下降

癌症患者在治疗的过程中，因为承受了开刀手术、放射治疗以及化学治疗，会产生食欲不振、呕吐、吞咽困难等现象，从而影响食物的摄入。人体一旦从食物中摄取的营养变少，在身体需要热量的同时，就会吸收储存在身体里的脂肪，因此患者体重就会下降。

在治疗癌症之前，为了避免体重过轻，患者应该摄取均衡营养，保持体重。

减少细胞损伤

因放射治疗和化学治疗属于全身治疗，在杀死癌细胞的同时，也会伤害正常细胞，尤其是生长速率特别快的细胞，比如头发毛囊细胞、皮肤细胞等。

众所周知，人体的正常细胞具有修复及重新生长的能力，当细胞受到损害时，就会启动修复方案，但是细胞的修复工作需要营养素作为原料来支撑，因此，不论进食多么困难，患者都应该均衡地摄取营养，让身体细胞的修复及建造能力达到一个好的状态。

增强抵抗力，减轻不适症状

在治疗的过程中，患者不仅需要体力来支撑治疗，而且需要抵抗力来对抗癌细胞，这些都需要有充足的营养作后盾。如果患者长期营养不足，不仅会影响免疫系统的运作，还有可能遭受病毒的侵犯，使癌细胞扩大。

大部分癌症患者在治疗时都会产生不适症状，不适症状的轻重程度与是否摄取充足的营养有很大的关系，因此，为了减轻不适症状，一定要摄取均衡且充足的营养。此外，补充充足的营养，还能够减少各种并发症的发生率。

✿ 中医饮食坚持两原则

扶正固本

一般来讲，癌症患者的脾胃功能较差，再加上在治疗时所承受的放、化疗伤害，脾胃功能会更弱，因此要和胃养胃，保养胃气。另外，扶正气还可以稳定患者情绪，协调气血，促使患者胃口好转，睡眠安稳，从而改善患者的总体状态。

癌症患者在食物选择上有着严格的标准。中医认为癌症患者多属于阴虚有热体质，因此在食物选择上偏重甘凉、清热属性。在食用辛燥食物时，应谨慎选择，可选用一些猪瘦肉、牛瘦肉、鱼肉、蛋类、奶类、瓜果类。油腻以及辛辣等食物不宜食用。

✷ 针对病况与体质调整饮食

关于癌症患者的饮食，应辨证地看。病情不同、治疗程度不同、自身体质状态不同，这些因素决定了癌症患者的饮食内容不能一概而论。以下为几种体质人群的饮食重点：

气虚体质的人群一般表现为身体疲乏、说话低弱无力、活动量稍大就出虚汗。气虚体质的癌症患者在临床上也会有这样的表现，而到了中晚期后，这些表现则会呈加重趋势，如精神疲惫、腹胀、小便频多、大便溏泻等。气虚体质的癌症患者推荐的食材有大麦、小米、粳米、山药、胡萝卜、香菇、鸡肉、兔肉、牛肉、红枣等。

阳虚体质的人群一般表现为手脚发凉、受不了冷、比别人更易感冒等。癌症患者如为阳虚体质则有身体发胖、脸色苍白、怕冷、四肢乏力等表现。饮食应吃一些温热的食物，比如鸡肉、羊肉等。

阴虚体质的人群一般表现为手脚发热、眼睛干涩、面颊偏红、大便干燥等。一般癌症患者在放疗期间的表现多为阴虚体质，症状也很相似，如大便干燥、口干咽燥、小便黄等。在饮食上，应该清淡为主，可选择蜂蜜、甘蔗、鱼类等，远离辛燥食物。

痰湿体质的人群一般表现为身体沉重、腹部胀满、痰多、舌苔厚腻等。癌症患者如为痰湿体质则会有嗜睡、口里黏腻、恶心呕吐、关节疼痛等表现。在饮食上应多吃一些具有健脾利湿、化痰祛痰功效的食物，如薏苡仁、红小豆、洋葱、白萝卜、红枣等。

血瘀体质的人群一般表现为面色晦暗、容易健忘、唇色偏暗、皮肤会莫名地出现青紫瘀斑等。这些现象在癌症患者身上较常见，尤其是放疗和化疗期间。在饮食上应多吃一些具有活血化瘀的食物，如油菜、黑豆等。

气郁体质的人群一般表现为情绪低沉、精神紧张、多愁善感、乳房胀痛等。癌症患者如为气郁体质则有腹痛肠鸣、月经不调、痛经、咽喉有异物等表现。在饮食上应多吃一些理气的食物，如刀豆、韭菜、大蒜、橙子等。

❄ 少量多餐

癌症患者在接受治疗后，身体各个器官都处于比较虚弱的状态，所以需要一段时间的恢复。在恢复期间，身体的各个器官需要渐进式调理，这时应该采取少量多餐的饮食方式。

❄ 不要盲目进补

癌症患者在饮食上经常有两个误区：一种是非常注重食物的口感，而忽视了食物中所富含的营养；另一种是经常吃一些认为具有补益作用的食物，比如海参、甲鱼汤等，这种饮食方式忽视了饮食的合理性，并不能达到真正的补益作用。

此外，有的癌症患者因缺乏中药方面的知识，盲目地服用一些中药材，比如人参、鹿茸等，有时不仅没有达到补虚的作用，而且还会加重病情。另外，长期服用中药材，也会伤害患者的肠胃功能，导致消化不良等。因此，在服用中药材时，需要根据自身体质、脏腑的状况以及身体的虚损程度来选择，不能不加区分、盲目地服用中药。

● 癌症患者在选择中药时，不要盲目。

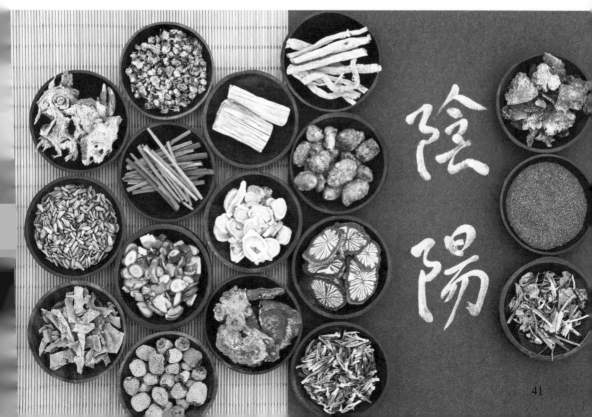

手术前后的饮食宜忌

❋ 手术前

癌症患者术前的营养状况与术后恢复有密切关系。因手术会损伤元气，造成气血双亏，所以术前一定要注意增加营养，适当摄入热量和蛋白质，调养好身体状态，储备充足的能量。

食材推荐：燕麦、大米、糙米、玉米、豆类及其制品、西红柿、茄子、西蓝花、胡萝卜、黄瓜、芹菜、芒果、苹果、香蕉、桃子、木瓜、猕猴桃、猪瘦肉、牛肉、鲤鱼、牛奶等。

食材禁忌：烧烤、油炸类食物，生冷海鲜，辛辣刺激性食物。

❋ 手术后

癌症患者术后身体比较虚弱，在胃肠道功能恢复后，可以先选择流质食物，逐步过渡到半流质食物，再过渡到软膳食或普通膳食。

食材推荐：小米、大米、豆类及其制品、西红柿、菜花、南瓜、红枣、莲子、芡实、枸杞子、太子参、牛肉、鸡蛋、虾等。

食材禁忌：烧烤、油炸类食物，生冷海鲜类食物。

5年存活率是什么

医学界为了评价各种疗法的效果和癌症患者的生存率，提出了5年存活率的概念。5年存活率是指经过综合性的正规治疗后，5年之内的平均生存率。

这种提法有一定的科学性，因为癌细胞有可能转移或复发，有些癌症在根治后3年内转移或复发的约占80%，少些则在5年之内为10%。一般情况下，如果癌症在根治后的5年之内不复发，那之后复发的概率则更低了，因此，癌症根治后的5年之内及其以后一定要进行定期检查，巩固治疗效果。

在国内，因为癌症发现的时间晚，医生与患者对于治疗未能达到一致性的认识，以及专业的团队治疗还不成熟，5年存活率相较于国外低。

化疗前后的饮食宜忌

✲ 化疗前

化疗会影响人体免疫系统的平衡，所以在进行化疗之前要注意增加营养，补充维生素和矿物质，摄入足够的蛋白质，多休息，避免劳累，从而将身体调整到最佳状态。

食材推荐：小米、玉米、圆白菜、菠菜、胡萝卜、黑木耳、香菇、猕猴桃、苹果、哈密瓜、柠檬、葡萄、无花果、草莓、西瓜、樱桃、枇杷、橘子、橙子、柚子、蓝莓、木瓜、红枣、猪瘦肉等。

食材禁忌：薄荷、冷饮、辛辣刺激性食物等。

✲ 化疗中

癌症患者在化疗期间会出现口腔溃疡、食欲减退、恶心、呕吐、腹泻等不良反应，因此在饮食上宜清淡，营养均衡，多吃易于消化的食物、少渣半流质食物或软饭，忌油腻、难消化的食物。

食材推荐：小米、燕麦、糙米、玉米、白萝卜、西红柿、彩椒、山药、苦瓜、苹果、木瓜、猕猴桃、山楂、红枣、莲子、百合、花生、猪瘦肉等。

食材禁忌：腌菜，冷饮，烧烤、油炸食品等。

✲ 化疗后

化疗后，患者一般会身体虚弱、食欲不振、味觉迟钝，同时会出现口干、咽疼、恶心、呕吐、腹泻、腹胀、便秘等症状，此时需要加强营养，多吃有健胃消食、补益气血功效的食物。

食材推荐：玉米、紫米、薏苡仁、黑豆、红豆、山药、胡萝卜、西红柿、菠菜、芹菜、菜花、橘子、猕猴桃、无花果、香菇、黑木耳、银耳、鸡肉、动物肝脏、牛肉、猪瘦肉、甲鱼、鲤鱼、鳝鱼、鲫鱼等。

食材禁忌：河蚌，牡蛎，螃蟹，烧烤、油炸食品，冷饮等。

放疗期间的饮食宜忌

✿ 放疗期间

放疗期间，患者会出现津液不足、口干、恶心、呕吐、食欲不振、腹部不适等症状，这时的饮食搭配要遵循"三高一低"的原则，即高维生素、高蛋白、高热量、低脂肪。

食材推荐：小米、玉米、芹菜、西红柿、白菜、菠菜、西蓝花、黄瓜、白萝卜、西瓜、苹果、猕猴桃、牛奶、蜂蜜、木耳等。

食材禁忌：油腻、辛辣刺激、寒凉伤津类食物。

✿ 放疗后

放疗后，癌症患者的正常组织细胞也受到损害，会出现头晕、失眠、心情烦躁、口苦等症状，此时要选择一些清肺养胃、止渴生津的食品，如雪梨、西瓜、冬瓜、绿豆等。由于接受放疗的部位不同，饮食也各有差异。

放疗部位在头部的饮食：一些癌症患者在放疗之后，会出现一些不适症状，比如口腔黏膜和唾液腺会出现损伤，从而造成口腔溃疡、吞咽困难、声音嘶哑等问题。这时的饮食应以清淡为主。

食材推荐：大米、小麦、大豆类、苦瓜、胡萝卜、菠菜、大白菜、黄瓜、冬瓜、竹笋、西瓜、香蕉、橙子、荸荠、雪梨、猪肉、鸭肉、鹅肉、甲鱼、牡蛎、螃蟹等。

放疗部位在胸部的饮食：食管癌、乳腺癌、肺癌等放疗部位在胸部的癌症，会出现食管黏膜水肿、溃疡以及干咳、咽干等不适症状。可以食用一些消炎解毒、清润化痰的食物，比如雪梨、甘蔗等。

放疗部位在腹部的饮食：直肠癌、子宫颈癌、卵巢癌等放疗部位在腹部的癌症，放疗时会损伤结肠和直肠黏膜，从而造成黏膜溃疡、肠壁黏膜充血水肿等，癌症患者常见的症状有腹泻、大便带血、贫血等。

食材推荐：薏苡仁、红小豆、山药、洋葱、马齿苋、莲菜、茄子、丝瓜、山蕨菜等。

食材禁忌：辛辣、高纤维的食物。

常见癌症的饮食宜忌

癌症名称	宜食的食物	忌食的食物
食管癌	清淡、润喉的食物	过热、过烫的饮料、汤类； 烟、酒
口腔癌	流质、软性的食物	槟榔； 过热、过烫的食物；烟、酒
肺癌	绿叶蔬菜、水果	烟、酒； 烧烤类食物； 刺激性及含有人工添加物的食物
肝癌	温润、清淡、含有高纤维的新鲜食物	坚硬、油炸、具有刺激性的食物
胃癌	温润、清淡的新鲜食物	热性、油腻、加工食物； 不易消化、发霉及刺激性食物
乳腺癌	新鲜蔬菜、水果	高油脂食物； 酒； 刺激性食物
肠癌	温润、清淡、含有高纤维的新鲜食物	酒； 加工食物； 不易消化、油腻食物
前列腺癌	新鲜蔬菜、水果	含雄性激素的食物（海马、鹿茸、韭菜等）； 补阳药
子宫颈癌	豆制品、抗氧化食品、纤维质食物	高油脂类食物

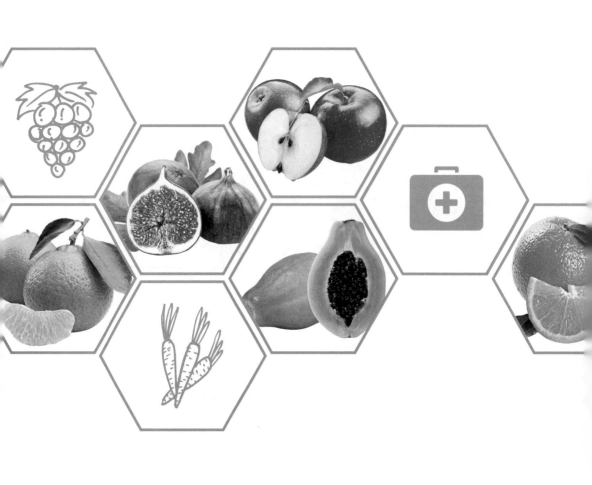

第三章

防癌抗癌关键食材

对于癌症患者，有的食物可以说是良好的抗癌食材，不仅可以增强免疫力，有防癌功效，而且对抗癌有辅助治疗的作用。隐藏于谷类、豆类、蔬菜、水果甚至是调味品中的抗癌关键食材，将在这一章为您进行细致解读。

小米

恢复组织功能

抗癌指数：★★★★★

功效：健脾和胃、益肾除热。

性味：性凉，味甘、咸。

归经：归脾、胃、肾经。

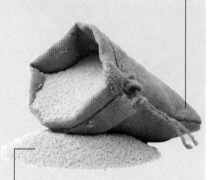

适宜人群：一般人群都可食用；适宜老人、产妇食用。

需注意的人群：虚寒与气滞体质人群慎食。

抗癌关键成分：

B族维生素、β-胡萝卜素、硒。

❂ 抗癌成分分析

⊕ 小米富含色氨酸，对改善情绪和提高睡眠质量有重要的作用，保持快乐的情绪和良好的睡眠质量无疑也是防癌的有利因素。

⊕ 小米富含β-胡萝卜素，β-胡萝卜素在人体内可以转化成维生素A。维生素A能抑制癌细胞生成，尤其可发挥预防前列腺癌和胃肠道癌的功效，能使组织恢复功能，保护正常细胞，有助于正在接受化疗的患者康复。

⊕ 小米含微量元素硒，硒具有抗氧化的功能，能防止自由基对人体细胞的攻击，还能增强人体的免疫功能，有利于防止癌症、早衰和心脏病的发生。

❂ 其他功效

⊕ 滋阴养血。小米中所含的类雌激素物质可滋阴养血，有效调养产妇虚寒的体质。

⊕ 维持人体正常生长发育。小米中所含的维生素B_2能维持人体正常发育。同时，还能防止男性阴囊皮肤出现渗液、糜烂、脱屑等现象；预防和缓解女性会阴瘙痒、阴唇皮炎和白带过多等。

⊕ 维持生殖系统的正常发育及性功能正常。小米中的碘是合成甲状腺激素必不可少的元素，能维持生殖系统的正常发育及性功能正常；小米中所含的锰能维持性功能，有利于增强性欲，维持精子数量，保证生殖功能健康正常；小米中的硒有利于谷胱甘肽的生成，而谷胱甘肽能改善性功能。

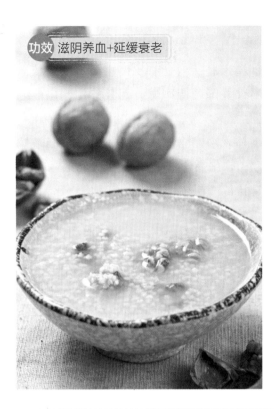

蜂蜜核桃粥

材料：小米100克，核桃仁55克。

调料：蜂蜜适量。

做法：

❶ 小米淘洗干净。

❷ 核桃仁碾碎。

❸ 锅中加入适量清水，大火煮沸后倒入小米煮沸。

❹ 放入核桃碎煮沸后，转小火煮至小米熟烂。

❺ 加蜂蜜调味即可。

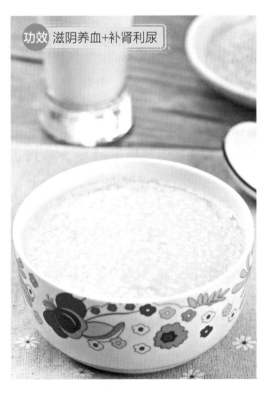

功效 滋阴养血+补肾利尿

豆浆粥

材料：豆浆500毫升，小米100克。

调料：白糖适量。

做法：

❶ 小米淘洗干净，入清水中浸泡1小时左右。

❷ 豆浆倒入锅中，大火煮至将沸。

❸ 倒入小米，然后转小火，一边煮一边搅动，煮至米粒熟烂开花。

❹ 最后加入白糖调味即可。

糙米

预防肠癌

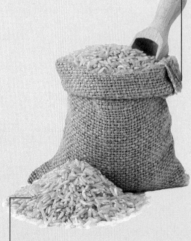

抗癌指数：★★★★★

功效：健脾养胃、补中益气。

性味：性温，味甘。

归经：归脾、胃经。

适宜人群：一般人群都可食用；适宜肥胖、便秘者。

需注意的人群：肠胃功能不好的人群少食；服药期间的患者慎食。

抗癌关键成分：

B族维生素、膳食纤维、植酸。

☢ 抗癌成分分析

⊕ 糙米胚芽内含有抗癌物质植酸。植酸不仅能降低胆固醇，而且能抑制癌症的发生。

⊕ 糙米中富含膳食纤维，可促进肠道蠕动，软化粪便，具有明显改善便秘和预防直肠癌、结肠癌的作用。

☢ 其他功效

⊕ 预防便秘，降脂。糙米保留了大量膳食纤维，可促进肠道有益菌增殖，加速肠道蠕动，软化粪便，预防便秘。膳食纤维还能与胆汁中的胆固醇结合，促进胆固醇的排出，降低血脂。

⊕ 是糖尿病患者和肥胖者的理想食品。糙米中的碳水化合物被粗纤维组织所包裹，人体消化吸收速度较慢，因而能很好地控制血糖；同时，糙米中锌、铬、锰、钒等矿物质有利于提高胰岛素的敏感性，对糖耐量受损的人很有帮助。并且，糙米饭的血糖生成指数比白米饭低得多，有利于帮助肥胖者减肥。

⊕ 预防心血管疾病和贫血。糙米中钾、镁、锌、铁、锰等矿物质含量较高，有利于预防高血压、高脂血症等心血管疾病和贫血。

⊕ 补气养阴。糙米可用于缓解脾胃气虚所致的食欲减退、乏力等。

⊕ 清热凉血。糙米可用于吐血、便血的缓解和改善。

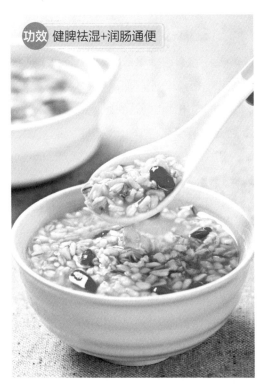

燕麦枸杞粥

材料：糙米100克，燕麦仁35克，枸杞子15克。

调料：无。

做法：

❶ 糙米洗净，入清水中浸泡1个小时。

❷ 燕麦仁洗净，用清水浸泡30分钟。

❸ 枸杞子洗净。

❹ 锅中放水煮开，将糙米、燕麦仁放进锅里，盖上盖子，大火煮开，再改小火煮半个小时。

❺ 放入枸杞子再煮1分钟即可。

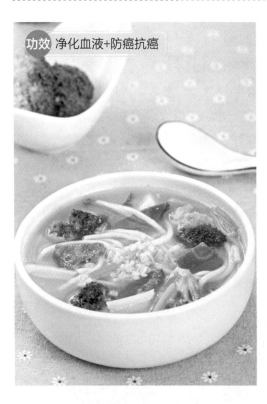

功效 净化血液+防癌抗癌

蔬菜杂汤

材料：西蓝花、芹菜、土豆、胡萝卜、意大利面各100克，糙米50克。

调料：高汤2000毫升，胡椒粉、盐各适量。

做法：

❶ 西蓝花洗净，切块；芹菜择洗干净，切段；土豆、胡萝卜分别洗净，去皮，切块；糙米洗净，入清水中浸泡2小时。

❷ 意大利面入锅中煮至熟透，捞出。

❸ 锅置火上，倒入高汤、糙米，大火煮沸后转小火煮35分钟，再转大火，放入所有蔬菜煮沸后转小火煮16分钟，再放入意大利面，煮沸，加胡椒粉、盐调味即可。

燕麦

预防癌症

抗癌指数：★★★★

功效：益肝和胃、养心敛汗。

性味：性平，味甘。

归经：归肝、肾经。

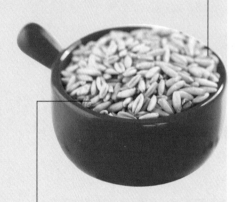

适宜人群：一般人群都可食用。

需注意的人群：老人、小儿应尽量少食。

抗癌关键成分：

B族维生素、维生素E、不饱和脂肪酸、锌、硒、膳食纤维。

❀ 抗癌成分分析

➕ 燕麦中含有的维生素E，可减少自由基对机体的损伤，起到抗氧化、抗衰老、保持青春活力的作用，进而达到预防癌症的目的。

➕ 燕麦含有丰富的铁、镁、锌、铜、锰、硒等矿物质，对调节人体免疫功能，帮助人体抵御癌症侵袭有重要作用。

➕ 燕麦中含有丰富的亚油酸，对脂肪肝等有辅助改善作用；而且可以增强体力，预防癌症。

➕ 燕麦含有可溶性膳食纤维，可将肠道内吸附的各种有害物质排出体外，能有效预防大肠癌、直肠癌。

➕ 燕麦中所含的不饱和脂肪酸，可帮助提升维生素E的功效，不仅能防止自由基破坏细胞，还能防止动脉粥样硬化，减少患高血压、心脏病的概率，同时提高抗癌效果。

❀ 其他功效

➕ 控制血糖。经常食用燕麦有利于对糖尿病病情的控制。

➕ 维持新陈代谢。燕麦所含的亚油酸是人体必需的一种脂肪酸，该物质能维持人体正常的新陈代谢。

➕ 改善血液循环。燕麦含有的特定营养成分可以促进血液循环，对缓解工作压力有效。

➕ 预防便秘，减少肥胖。燕麦中富含两种重要的膳食纤维，即可溶性纤维和非可溶性纤维。可溶性纤维可大量吸纳体内胆固醇，并将其排出体外，从而降低血液中的胆固醇含量，减少肥胖症的产生；非可溶性纤维有助于消化，能预防便秘的发生。

❈ 抗癌成分分析

➕ 荞麦含维生素E，可增强人体免疫力，抑制致癌物质的形成。

➕ 荞麦中除含有抗癌作用的B族维生素外，还含有防癌作用的微量元素硒。硒化合物是人体癌变和衰老自由基的捕获剂，可修复脱氧核糖核酸，控制细胞分裂繁殖，因此具有防癌抗癌的作用。美国曾对不同地区的土壤、植物和食品中硒的含量做过一些调查，结果发现癌症的发生率与硒的含量成反比。因此，适量食用荞麦，对癌症有很好的预防作用。

➕ 荞麦中含有丰富的黄酮类化合物，尤其富含芦丁，这些物质不仅可以促进细胞增生，并可防止血细胞的凝集，还有调节血脂、扩张冠状动脉、增强血流量的作用，从而降低癌症生成的概率。

❈ 其他功效

➕ 抗血栓。荞麦含有丰富的镁，能促进人体纤维蛋白溶解，使血管扩张，抑制凝血块的形成，具有抗血栓的作用。

➕ 消炎、降低血糖。荞麦中的黄酮成分具有抗菌、消炎、止咳、平喘、祛痰和降低血糖的功效。

➕ 降低血脂和软化血管。荞麦含有丰富的维生素E、可溶性膳食纤维和类黄酮（芦丁），可降低血脂和胆固醇，软化血管、保护视力和预防脑出血。

荞麦

含有抗癌元素硒

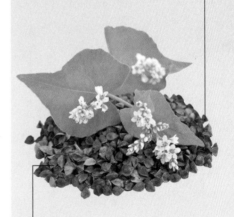

抗癌指数：★★★★
功效：健脾除湿、消积降气。
性味：性凉，味甘。
归经：归脾、胃、大肠经。

适宜人群：一般人群都可食用；适宜食欲不振、肠胃积滞者。
需注意的人群：脾胃虚寒、经常腹泻人群不宜食用。

抗癌关键成分：
总黄酮、B族维生素、维生素E、硒、亚油酸。

薏苡仁
增强免疫力

抗癌指数：★★★★

功效： 健脾渗湿、除痹止泻。

性味： 性凉，味甘、淡。

归经： 归脾、胃、肺、肾经。

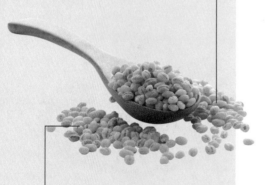

适宜人群： 一般人群都可食用；适宜癌症、关节炎患者。

需注意的人群： 便秘者不宜食用，孕妇忌食。

抗癌关键成分：

B族维生素、维生素C、薏苡仁素、薏苡仁酯、钾、硒。

✳ 抗癌成分分析

➕ 现代医学研究证明，薏苡仁具有防癌作用，对胃癌、子宫颈癌的预防具有很好的辅助作用。经常食用薏苡仁，可提高身体免疫力，降低肿瘤的发病概率。

➕ 薏苡仁能增强机体免疫力，还可以使体内变异细胞良性化，降低癌细胞病变及肿瘤的发生概率。

➕ 薏苡仁含薏苡仁素、薏苡仁酯等成分，可加速新陈代谢、促进血液循环、抗过敏、增强人体免疫力，从而降低细胞癌变的概率。

➕ 薏苡仁含水溶性膳食纤维与钾，能有效降低人体对有害物质的吸收，刺激粪便快速排出体外，进而减少致癌物与肠道接触的机会。

➕ 薏苡仁含有丰富的水溶性多糖，可有效避免人体细胞受病毒感染，降低致癌物质对人体正常细胞的侵害。

➕ 薏苡仁含有硒元素，它能有效抑制癌细胞的增殖，预防癌症的发生。

✳ 其他功效

➕ 润肤美容。薏苡仁是一种美容食品，常食可以保持人体皮肤光滑细腻，能使痤疮、雀斑、老年斑、妊娠斑、蝴蝶斑逐渐消退，对脱屑、皲裂、皮肤粗糙等问题也有良好的改善作用。

➕ 健胃补虚。薏苡仁含有多种维生素和矿物质，能起到促进新陈代谢和减少肠胃负担的作用，是女性病中或病后滋补身体的好食物。

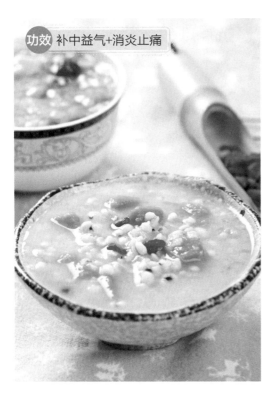

功效 补中益气+消炎止痛

南瓜红枣粥

材料：南瓜100克，薏苡仁80克，枸杞子适量。

调料：红糖适量。

做法：

❶ 南瓜去皮，洗净，切小块；薏苡仁洗净，放入清水中浸泡2个小时；枸杞子洗净。

❷ 锅置火上，加入适量清水，然后放入南瓜块、枸杞子和浸泡好的薏苡仁。

❸ 大火煮沸后转小火，煮30分钟左右，煮至粥熟米烂。

❹ 最后加红糖调味即可。

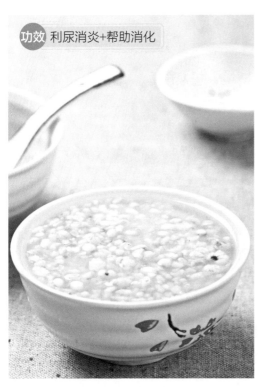

功效 利尿消炎+帮助消化

薏苡仁粥

材料：薏苡仁、糙米各50克。

调料：无。

做法：

❶ 薏苡仁、糙米分别洗净，入清水中浸泡3小时。

❷ 锅置火上，加入适量清水，然后放入浸泡好的薏苡仁、糙米。

❸ 大火煮沸后改用小火，煮30分钟左右，待粥熟即可。

黄豆

预防乳腺癌

抗癌指数：★★★★

功效： 健脾宽中、润燥消水。

性味： 性平，味甘。

归经： 归脾、胃、大肠经。

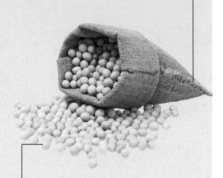

适宜人群： 一般人群都可食用；适宜糖尿病、心血管患者。

需注意的人群： 肝病、肾病、痛风患者不宜食用。

抗癌关键成分：

异黄酮、维生素E、皂苷、植物固醇、卵磷脂。

❋ 抗癌成分分析

⊕ 异黄酮是一种植物雌激素，它的结构与女性雌激素相似，可有效调节女性体内雌激素的分泌，使生理周期保持正常，能预防和降低子宫癌、卵巢癌及乳腺癌的发生概率。据美国国家癌症研究所等机构进行的一项关于黄豆与癌症的发病率之间关系的研究，发现黄豆异黄酮的一种成分染料木素，可以提高抗癌药效。

⊕ 黄豆中的皂苷能清除体内自由基，起到抗氧化的作用。它还有助于增强人体免疫力，抑制肿瘤细胞的生长。

⊕ 科学研究发现，黄豆中的黄豆蛋白成分是预防和改善癌症的最佳物质之一。

⊕ 美国纽约大学研究人员经研究后发现，黄豆中含有的蛋白酶抑制素可以抑制多种癌症的发生，尤其对乳腺癌的抑制效果最为明显。

❋ 其他功效

⊕ 延缓衰老。经常食用黄豆及其制品之类的高蛋白食物，能滋养皮肤、肌肉和毛发，使皮肤润泽细嫩、富有弹性，肌肉丰满而结实，毛发乌黑而光亮，有延缓衰老的作用。

⊕ 预防缺铁性贫血。黄豆含铁量多，且容易被人体吸收，因此，食用黄豆对预防缺铁性贫血非常有益。

⊕ 改善大脑功能。黄豆中所含的卵磷脂是大脑细胞组成的重要成分，常吃黄豆对改善和增强大脑功能，缓解更年期症状有一定帮助。

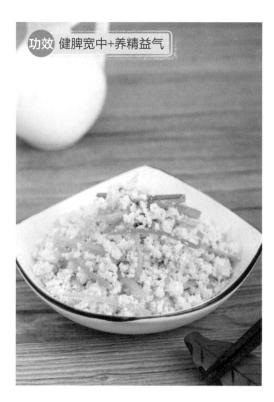

芹菜烧豆渣

材料： 黄豆、芹菜各250克。

调料： 盐、鸡精各适量。

做法：

❶ 黄豆在清水中泡发。

❷ 将泡发好的黄豆放入豆浆机中，打完豆浆后过滤掉豆渣备用；芹菜去掉老叶，洗净，切丝。

❸ 油锅烧热，放入芹菜丝，翻炒至软后再放入豆渣，翻炒均匀。

❹ 转小火煮至没有汤汁时，调入盐和鸡精，炒匀即可。

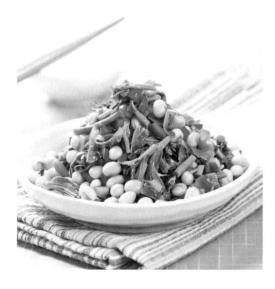

黄豆拌香椿

材料： 香椿400克，黄豆200克，青椒、红椒、葱花各适量。

调料： 味精、盐、香油各适量。

做法：

❶ 香椿洗净，入沸水中汆烫，捞出过凉，切小段。

❷ 黄豆用温水泡开，入锅中煮熟；青、红椒分别洗净，切成丁。

❸ 将黄豆、青椒丁、红椒丁放入碗中，加葱花、香椿段，调入盐、味精、香油拌匀即可。

绿豆

保护胃肠黏膜

抗癌指数：★★★★

功效：清热解毒、消暑益气。

性味：性寒，味甘。

归经：归心、胃经。

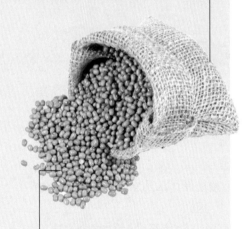

适宜人群：一般人群都可食用；适宜中毒、高血压患者。

需注意的人群：脾胃虚寒、泄泻者不宜食用。

抗癌关键成分：

B族维生素、皂苷、类黄酮。

✿ 抗癌成分分析

⊕ 绿豆富含B族维生素，可强化肝脏的排毒功能，从而排除体内毒素，降低患肝癌的概率。

⊕ 绿豆中含有丰富的蛋白质，尤其用生绿豆浸泡磨成的生绿豆浆中蛋白含量颇高，内服可保护胃肠黏膜，降低患胃癌的风险。

⊕ 绿豆具有消炎杀菌、促进白细胞吞噬功能等药理作用，并能加强人体对抗自由基的作用，从而强化人体抗癌的功能。

✿ 其他功效

⊕ 辅助治疗高血压、动脉粥样硬化。常食绿豆，对高血压、动脉粥样硬化、糖尿病、肾炎等症均有较好的缓解作用。

⊕ 缓解水肿。在办公室中工作的人，由于久坐，容易出现下肢水肿的现象，而绿豆具有利尿、消水肿的作用，同时对改善水肿型肥胖也非常有效。

⊕ 缓解痤疮。绿豆还可以作为外用药。如果患有痤疮，可以把绿豆研成细末，煮成糊状，在入睡前洗净患部，把绿豆糊涂抹在患处，坚持一段时间会有明显效果。

⊕ 保护胃肠功能。绿豆中含有的蛋白质和黄酮类化合物可与有机磷农药、汞、砷、铅化合物结合形成沉淀物，使之减少或失去毒性，不被胃肠道吸收。

⊕ 防暑消热。绿豆是夏令饮食中的上品，喝绿豆粥可防暑消热。

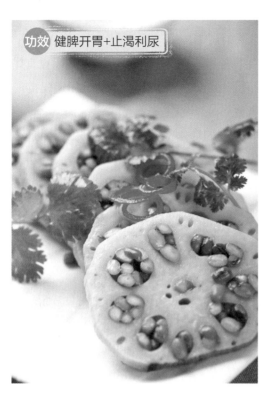

绿豆镶莲藕

材料： 莲藕500克，绿豆100克。

调料： 蜂蜜适量。

做法：

❶ 绿豆洗净，放入清水中浸泡1小时。

❷ 莲藕去皮洗净，将绿豆塞进莲藕孔中，放入锅中，加水，浸过莲藕，以大火煮沸，转中火煮30分钟，捞出凉凉。

❸ 将莲藕切成厚片，放入盘中，淋上蜂蜜，最后稍作装饰即可。

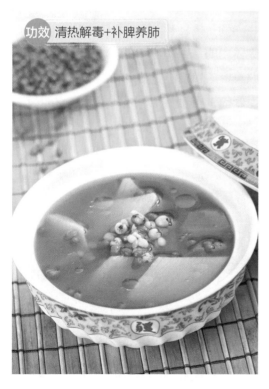

南瓜绿豆汤

材料： 南瓜300克，绿豆200克，薏苡仁50克，山药30克。

调料： 盐适量。

做法：

❶ 南瓜洗净，切成小块；山药洗净，切成薄片；绿豆、薏苡仁分别洗净。

❷ 锅内倒入清水，放入绿豆、薏苡仁，以大火加热，待水快开时加入适量沸水，盖上锅盖，煮沸后撇去浮沫及绿豆皮。

❸ 加入南瓜块、山药片，煮沸后改用小火续煮。

❹ 煮至南瓜块、山药片成熟，绿豆酥烂，最后再用适量盐调味即可。

黑豆

消除自由基

抗癌指数：★★★★

功效： 滋阴补肾、健脾利湿。

性味： 性平，味甘。

归经： 归心、肝、肾经。

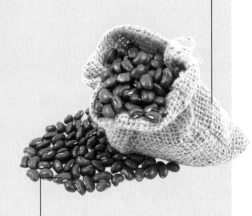

适宜人群： 一般人群都可食用；适宜脾虚水肿、小儿盗汗、自汗者。

需注意的人群： 小儿不宜多食。

抗癌关键成分：

花青素、异黄酮、B族维生素、维生素E、皂苷、卵磷脂。

✣ 抗癌成分分析

➕ 黑豆中膳食纤维高达10.2%。故黑豆有保持肠道畅通的作用，从而降低肠道癌症的发生率。

➕ 过剩的自由基不仅会损伤细胞，而且和癌症等疾病密切关联。而黑豆最大的功能就是消除自由基。一方面黑豆中的维生素E能捕捉自由基，另一方面黑豆皮中富含的抗氧化成分花青素，可清除体内多余的自由基，使血管里的血液顺畅流动，从而降低恶性肿瘤形成的概率。研究发现，对于放射治疗中的癌症患者，花青素也具有防护作用，可减轻药剂对人体造成的伤害。

➕ 黑豆中含有的异黄酮也具有多种生理功效，如防癌与抗氧化作用等。

✣ 其他功效

➕ 养颜、抗衰老。黑豆富含维生素E，能清除体内的自由基，减少皮肤皱纹，达到养颜美容的目的。黑豆皮还含有花青素，是很好的抗氧化剂来源，尤其是在胃的酸性环境下，抗氧化效果更好。

➕ 降低胆固醇。黑豆所含的皂苷有减少体内胆固醇的作用，可以有效预防中老年人动脉粥样硬化等心血管疾病。

➕ 预防便秘。黑豆含有丰富的膳食纤维，常食黑豆可加快肠道蠕动、帮助消化，有效预防便秘。

✣ 选购方法

选购黑豆时，以豆粒完整、大小均匀、乌黑、无杂质、无虫蛀现象者为宜。

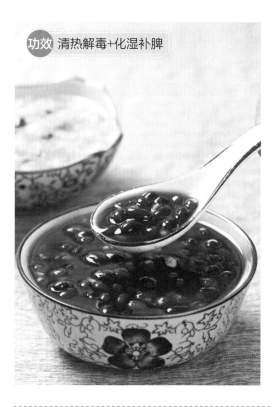

功效 清热解毒+化湿补脾

双色豆粥

材料：红豆、黑豆各75克。

调料：无。

做法：

❶ 红豆、黑豆分别洗净，入开水中浸泡8小时。

❷ 锅置火上，以水和豆为5：1的比例，倒入水、红豆和黑豆。

❸ 大火煮沸，关火，盖盖焖5小时左右。

❹ 开小火，煮1小时左右，煮至豆子熟烂即可。

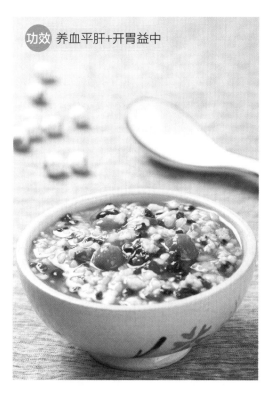

功效 养血平肝+开胃益中

五谷什锦粥

材料：糙米、燕麦、黑糯米各60克，黑豆、红豆、莲子各20克。

调料：无。

做法：

❶ 糙米、燕麦、黑糯米、黑豆、红豆、莲子分别洗净，入清水中浸泡30分钟。

❷ 锅置火上，加入适量清水，然后放入黑豆、红豆，大火煮沸后转小火煮15分钟左右。

❸ 放入余下的材料，大火煮沸，然后转小火慢煮，煮至粥熟即可。

杏仁

坚果及蔬菜类

预防癌症

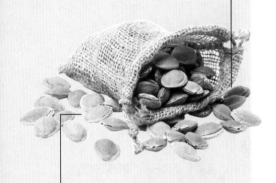

适宜人群：一般人群都可食用。

需注意的人群：产妇、幼儿、糖尿病患者不宜食用。

抗癌关键成分：

亚油酸、维生素B$_2$、维生素E。

❋ 抗癌成分分析

✚ 杏仁富含维生素E，能抑制自由基对人体的损害，而且还能抵御外界对肌肤的伤害，防止皮肤松弛和黄褐斑的生成，减少患癌症的概率。

✚ 杏仁含有的黄酮类、多酚类，能降低人体内胆固醇的含量，从而降低细胞癌变概率。另外，杏仁中含有丰富的膳食纤维，可促进肠道蠕动、预防便秘，从而预防结肠癌。

✚ 研究发现，杏仁中含有的B族维生素，有很强的抗癌能力，每天适量食用杏仁，可以起到一定的预防癌症功效。

❋ 其他功效

✚ 降低胆固醇含量。杏仁含有丰富的维生素C和多酚类成分，这些成分不但能够降低人体内胆固醇的含量，还能明显降低心脏病与很多慢性病的发生率。

✚ 润肺定喘，生津止渴。杏仁具有"祛冷热毒""治心中冷热""解温疫"的功效。杏仁为传统的干果及中药材，分为甜杏仁、苦杏仁两种。甜杏仁多用作食品，苦杏仁多作药用，有祛痰止咳、平喘、润肠的作用，为辅助治疗外感咳嗽、喘满、喉痹、肠燥便秘的常用药。

✚ 保护血管。杏仁含有的亚油酸有很好的软化血管的作用。

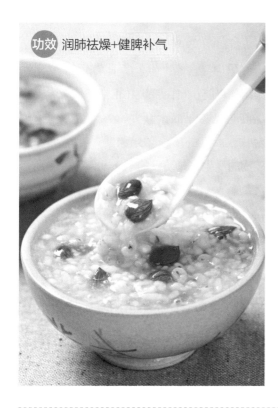

功效 润肺祛燥+健脾补气

杏仁双米粥

材料： 大米50克，薏苡仁45克，杏仁20克。

调料： 冰糖适量。

做法：

❶ 大米、薏苡仁分别淘洗干净。

❷ 杏仁洗净。

❸ 锅置火上，加入适量清水，然后放入薏苡仁、大米，用大火煮开，转小火煮25分钟。

❹ 加入杏仁煮25分钟左右。

❺ 最后放入冰糖续煮5分钟即可。

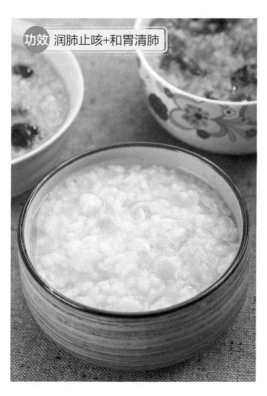

功效 润肺止咳+和胃清肺

甜杏仁大米粥

材料： 大米100克，甜杏仁25克。

调料： 冰糖适量。

做法：

❶ 大米淘洗干净，放入清水中浸泡1小时左右。

❷ 甜杏仁洗净，去皮，捣烂。

❸ 锅置火上，加入适量清水，然后放入大米，大火煮开后加入甜杏仁，再次煮沸后转小火同煮20分钟，煮至粥成，最后在出锅前加入冰糖即可。

红薯

预防肠癌

抗癌指数：★★★★★

功效：补脾益气、宽肠通便。

性味：性平，味甘。

归经：归脾、胃、大肠经。

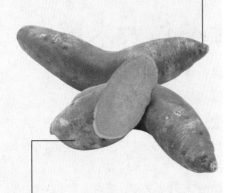

适宜人群：一般人群都可食用。

需注意的人群：胃溃疡、糖尿病患者不宜食用。

抗癌关键成分：

类黄酮、β-胡萝卜素、膳食纤维、维生素C。

❈ 抗癌成分分析

➕ 红薯中富含的维生素C可以起到抗氧化的作用，可防止自由基破坏正常身体细胞。

➕ 红薯是常见的大众食物，生食脆甜，熟食甘软。其外皮含"绿原酸"，能抑制致癌物的产生，是防癌的"大功臣"。

➕ 红薯经过蒸煮后，内部淀粉发生变化，膳食纤维变软，能有效刺激肠道的蠕动，促进排便，预防便秘，从而可以预防大肠癌的发生。

➕ 研究发现，红薯中含有的类黄酮，是预防结肠癌、乳腺癌的能手，经常食用红薯能控制癌细胞增殖，减轻癌症对人体的侵害程度。

❈ 其他功效

➕ 预防老年性便秘。红薯含有大量膳食纤维，能刺激肠道，增强蠕动，通便排毒，尤其对老年性便秘有较好的疗效。

➕ 减肥、健美。人们大都以为吃红薯会使人发胖而不敢食用。其实恰恰相反，吃红薯不仅不会发胖，相反还能够减肥、健美，通便排毒，防止亚健康。每100克鲜红薯仅含0.2克脂肪，产生99千卡（1千卡＝4.184千焦）热量，为大米的1/3，是很好的低脂肪、低热能食品，同时能阻止碳水化合物变为脂肪，从而有减肥、健美的作用。

➕ 延缓衰老。红薯中含有丰富的β-胡萝卜素，能有效清除体内的自由基，具有抑制肌肤老化和黑色素产生的作用，是延缓人体衰老的天然食物。

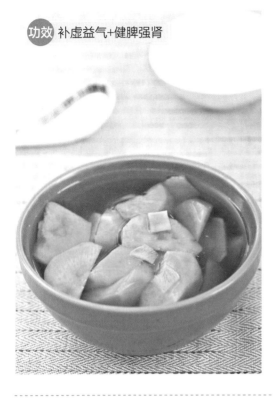

红薯姜糖水

材料： 红薯1个，姜适量。

调料： 白糖适量。

做法：

❶ 红薯洗净后去皮，切成滚刀块。

❷ 姜去皮，洗净，切片。

❸ 锅置火上，加入适量清水，将姜片、红薯块放入锅中，大火煮开后转小火，煮至红薯变软。

❹ 加入白糖，搅拌均匀即可。

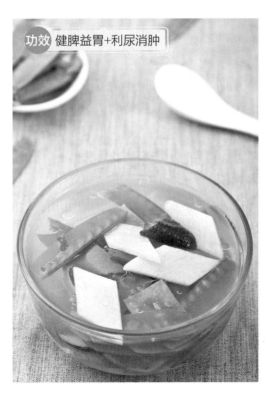

山药红薯汤

材料： 山药200克，豌豆荚80克，红薯50克，花菇、胡萝卜、葱、姜、蒜各适量。

调料： 盐、鸡精、醋、八角、茴香各适量。

做法：

❶ 山药、红薯、胡萝卜洗净，去皮，切片；豌豆荚去老筋，洗净；花菇去蒂洗净；葱、姜、蒜洗净，切末。

❷ 油锅烧热，爆香葱末、姜末、蒜末、八角、茴香，调入醋，加入清水，煮沸。

❸ 放入处理好的剩余材料，转小火煮至材料熟烂，最后加盐、鸡精调味即可。

白萝卜
分解致癌物

抗癌指数：★★★★★
功效：下气宽中、清热生津。
性味：性凉，味辛、甘。
归经：归胃、肺经。

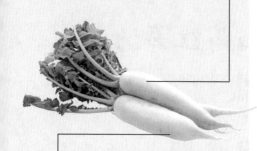

适宜人群：一般人群都可食用；
适宜糖尿病患者。
需注意的人群：脾虚泄泻人群
慎食。

抗癌关键成分：

芥子油、木质素、维生素C、淀
粉酶、膳食纤维、莱菔素。

🏵 抗癌成分分析

➕ 白萝卜含有木质素和分解酶，能很好
地提高吞噬细胞的活力，而且可分解亚
硝酸胺，减少癌细胞形成，有很好的防癌
作用。

➕ 白萝卜中的芥子油，经咀嚼后会产生一
种辛辣成分。经医学研究证实，芥子油可
以促进抗癌酶的产生，形成具有辛辣味的
抗癌成分。因此，越辣的白萝卜防癌效果
也越好。

➕ 白萝卜中含有一种叫作莱菔素的物质，
这种物质对于葡萄球杆菌、大肠杆菌、真
菌类等有很好的抑制作用，从而降低致癌
物质的侵害。

➕ 白萝卜所含的酶可将致癌物分解，因此
日本人习惯在烤鱼旁边配上白萝卜泥，二
者搭配食用，可减少致癌物质的吸收。

🏵 其他功效

➕ 开胃消食。白萝卜中的芥子油能促进胃
肠蠕动，增加食欲，帮助消化。

➕ 清热化痰，生津止渴。白萝卜中含有的
芥子油可帮助消化，消除人体内热，具有
清热化痰的作用。白萝卜还可以增加口腔
中唾液的分泌量，有生津止渴的作用。

➕ 预防骨质疏松症。白萝卜含有丰富的
钙，常食白萝卜有助于钙的吸收，对预防
骨质疏松症有很好的功效。

➕ 增强机体免疫力。白萝卜含有丰富的维
生素C和矿物质，有助于增强机体免疫力，
提高抗病能力。

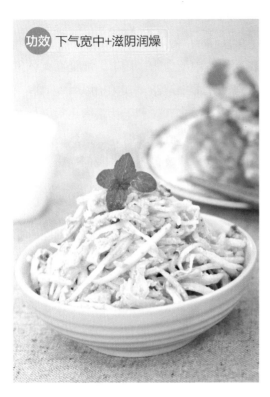

功效 下气宽中+滋阴润燥

蛋香萝卜丝

材料： 白萝卜200克，鸡蛋1个，葱花适量，薄荷叶少许。

调料： 盐适量，料酒少许。

做法：

❶ 白萝卜洗净，削去皮，切成丝，加少许盐、料酒腌渍；鸡蛋打散，再倒入少许温水、盐打成蛋液，备用。

❷ 油锅烧热，放入白萝卜丝，以大火翻炒均匀。

❸ 白萝卜丝将熟时，撒入葱花并马上淋入蛋液。

❹ 待蛋炒散后即可出锅装盘，点缀薄荷叶即可。

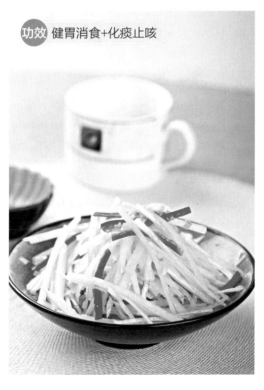

功效 健胃消食+化痰止咳

葱香萝卜丝

材料： 白萝卜200克，辣椒、葱各适量。

调料： A.盐1小匙，色拉油适量；B.白糖1小匙，盐半小匙，香油2小匙。

做法：

❶ 白萝卜洗净，去皮，切丝，用调料A的盐抓匀腌5分钟后过凉水冲洗干净，沥干，备用。

❷ 辣椒洗净，切丝；葱洗净，切末，放在碗中。

❸ 锅内热少许油，倒入葱末的碗中拌匀成葱油。最后将已经处理好的辣椒丝、白萝卜丝、葱油、调料B一起拌匀即可。

胡萝卜

抑制肿瘤

抗癌指数：★★★★★

功效： 健脾消食、补肝明目。

性味： 性平，味甘。

归经： 归肺、脾、肝经。

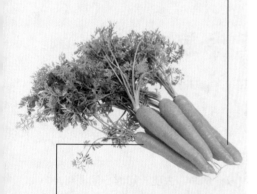

适宜人群： 一般人群都可食用；适宜癌症、高血压患者。

需注意的人群： 脾虚泄泻人群慎食。

抗癌关键成分：

β-胡萝卜素、木质素、钾、膳食纤维。

✾ 抗癌成分分析

✛ 胡萝卜中所含的木质素，能提高人体免疫力，对预防癌症有一定作用。

✛ 胡萝卜中含有一种干扰素诱生剂，具有预防乳腺癌、前列腺癌、子宫颈癌、结肠癌和肺癌的功效，还能抗病毒感染，抑制肿瘤，保护正常细胞。

✛ 胡萝卜所含的胡萝卜素能抑制自由基的生成，并能有效地减弱氧化物对细胞造成的伤害，当人体内胡萝卜素缺乏时，人体免疫力也会降低，间接诱发癌症的发生。

✛ 胡萝卜含大量膳食纤维，可促进肠胃蠕动，减少粪便在肠胃内的停留时间，保持肠胃的顺畅，减少人体对致癌物质的吸收，降低罹患癌症的风险。

✛ 胡萝卜所含的胡萝卜素进入体内可转变成维生素A，有助于增强机体的免疫功能，预防上皮细胞癌变。

✾ 其他功效

✛ 益肝明目。胡萝卜含有大量胡萝卜素，有补肝明目的作用，可以有效地预防和缓解夜盲症。

✛ 润肠通便。胡萝卜含有丰富的膳食纤维，且吸水性强，在肠道中体积容易膨胀，是肠道中的"充盈物质"，可促进肠道蠕动，从而起到通便的作用。

✛ 降血压、降血糖、降血脂。胡萝卜含有降糖物质，是糖尿病患者的良好食物。另外，胡萝卜还含有槲皮素、山柰酚，能降低血脂和血压，是高脂血症、高血压患者的食疗佳品。

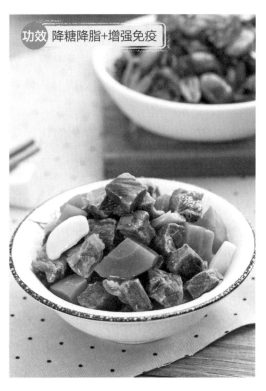

胡萝卜炖牛肉

材料： 胡萝卜180克，牛肉70克，香菜5根，蒜3瓣，姜少许。

调料： 盐、白胡椒粉各少许，香油1小匙。

做法：

❶ 牛肉洗净，切块；胡萝卜削皮后切块；蒜、姜分别切片；香菜洗净，切碎。

❷ 锅中盛水煮沸，加入牛肉块氽烫，去除血水，捞出沥干。

❸ 锅中放入适量水、牛肉块、胡萝卜块、蒜片、姜片与所有调料。

❹ 盖上锅盖，炖20分钟左右，起锅前加入香菜碎即可。

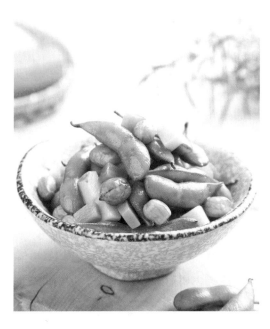

凉拌四喜

材料： 熟花生、土豆各100克，毛豆、胡萝卜各80克。

调料： 盐半小匙，香油1大匙，鸡精少许。

做法：

❶ 土豆、胡萝卜洗净后去皮，切丁；毛豆洗净。

❷ 锅中盛水煮沸，加入土豆丁、胡萝卜丁、毛豆一起氽烫至熟，再加入熟花生略氽烫一下，捞起，沥干水分。

❸ 将毛豆、土豆丁、胡萝卜丁、熟花生与所有调料混合拌匀即可。

豆芽菜

抑制癌细胞增生

抗癌指数：★★★★★

功效：健脾养肝、清热明目。

性味：性凉，味甘。

归经：归脾、大肠经。

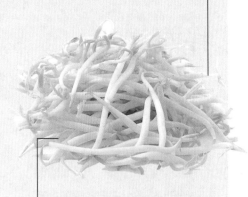

适宜人群：一般人群都可食用；适宜口腔溃疡、便秘者。

需注意的人群：脾胃虚寒人群不宜经常食用。

抗癌关键成分：

维生素C、异黄酮、钾、β-胡萝卜素。

✿ 抗癌成分分析

✚ 豆芽菜在发芽过程中形成的大量活性植物蛋白易被人体吸收，能有效提升人体对癌症的抵抗力。

✚ 黄豆芽中的异黄酮素有很强的抗癌功效，可以抑制癌细胞的增生，对于与性激素相关的癌变，也有一定的抑制作用。

✚ 豆芽菜中含有发挥抗癌作用的葡萄糖异硫氰酸盐，可阻碍早期癌细胞的生长，加强人体对癌细胞的抵抗能力，降低癌症的发病率。

✚ 绿豆芽中维生素C的含量比较丰富，维生素C具有消除疲劳、预防坏血病、增强免疫力的作用，从而达到预防癌症的效果。

✚ 豆芽菜中所含的β-胡萝卜素，能避免自由基对细胞的侵害，保持细胞膜的完整性，抑制癌化细胞增殖。

✿ 其他功效

✚ 减肥消脂，美容。绿豆芽中含有丰富的水分、维生素C、膳食纤维等，食入人体之后，可有效补充水分，同时还会提高代谢水平，不仅能促进各种毒素的排泄，同时还能滋养肌肤，是一种天然的瘦身美容的食物。

✚ 增强免疫力。绿豆芽中含有丰富的维生素C和维生素B_2，可起到增强免疫力、促进细胞再生的作用，对口腔溃疡等有很好的预防及改善作用。

✚ 预防癫痫。黄豆芽中含有一种硝基磷酸酶，这种物质对癫痫可起到一定的预防及改善作用。

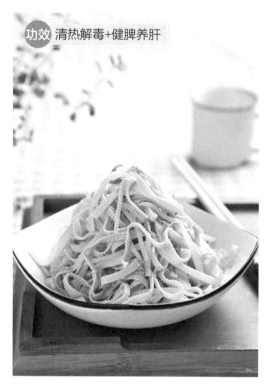

豆芽炒豆皮

材料： 绿豆芽300克，鲜豆皮200克，姜少许。

调料： 盐1小匙，花椒、鸡精各少许。

做法：

❶ 绿豆芽择洗干净，沥干水分；鲜豆皮切成细丝；姜洗净，切丝。

❷ 油锅烧至七成热，加入花椒爆出香味，待花椒变黑后捞出。

❸ 放入姜丝爆出香味，加入绿豆芽翻炒几下。

❹ 再加入豆皮丝继续翻炒，调入鸡精和盐炒至入味，起锅装盘即可。

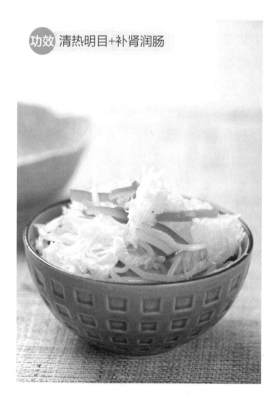

银耳拌豆芽

材料： 绿豆芽、银耳各100克，青椒30克。

调料： 盐、香油各适量。

做法：

❶ 绿豆芽洗净；青椒去蒂及籽，洗净后切丝；银耳用温水泡发，洗净撕成块。

❷ 锅内加水煮沸，放入绿豆芽、银耳块和青椒丝氽烫至断生，捞出，用凉水过凉，沥干。

❸ 将银耳块、绿豆芽、青椒丝放入盘中，加入盐、香油拌匀即可。

茄子

预防胃癌

抗癌指数：★★★★★

功效：活血化瘀、清热止血。

性味：性凉，味甘。

归经：归胃、大肠经。

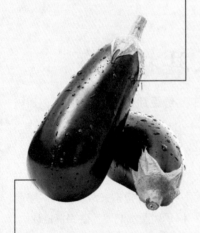

适宜人群：一般人群都可食用。

需注意的人群：脾胃虚寒、体弱人群不宜多食。

抗癌关键成分：

类黄酮、花青素、维生素E、钾、茄碱、膳食纤维。

❈ 抗癌成分分析

✛ 茄子中含有丰富的维生素E，维生素E具有很强的抗氧化、抗自由基作用，对防止癌细胞病变有很好的疗效。

✛ 茄子中含有的膳食纤维对肠胃有很大的益处，可以帮助肠胃蠕动，清除体内堆积的毒素，减少对致癌物质的吸收，增强人体抵抗力。

✛ 茄子里含有的植物性化学物质花青素等物质对控制癌症有一定的辅助作用。

✛ 医学临床实验已经证实，茄子能预防胃癌。因为茄子中含有一种叫茄碱的物质，能抑制消化系统肿瘤的生成，对预防消化系统类癌症有一定的效果。

❈ 其他功效

✛ 防止出血。茄子的芦丁含量很高，芦丁能增强人体细胞间的黏着力，增强毛细血管的弹性，降低毛细血管的脆性及渗透性，防止微血管破裂出血，使心血管保持功能正常，防止硬化和破裂。

✛ 抗衰老。茄子含有维生素E，能增强体内抗氧化物质活动，从而减弱和清除自由基的影响，达到抗衰延年的目的。

✛ 促进新陈代谢。茄子含有维生素E，能促进人体新陈代谢。

❈ 选购方法

在茄子的萼片与果实连接的地方，有一个白色略带淡绿色的带状环，也称茄子的"眼睛"。"眼睛"越大，茄子越嫩；"眼睛"越小，茄子越老。

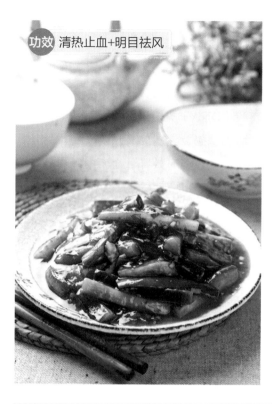

蒜泥茄子

材料： 茄子400克，白芝麻、蒜、葱各适量。

调料： 辣椒酱、水淀粉、盐、红油、醋各适量。

做法：

❶ 茄子洗净，切条；蒜去皮洗净，切末；葱洗净，切末。

❷ 锅内加水烧热，放入茄子条汆烫，捞出沥干。

❸ 油锅烧热，下蒜末、白芝麻炒香，放入茄子条滑炒，调入盐、醋、红油、辣椒酱炒匀，加水淀粉焖煮至熟，装盘撒上葱末即可。

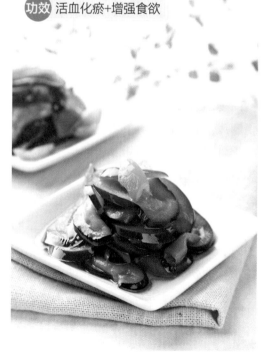

椒香茄片

材料： 茄子400克，青椒、红甜椒各适量。

调料： 盐、味精、醋、老抽各少许。

做法：

❶ 茄子洗净，切片，下入清水中稍泡后捞出，挤干水分；青椒、红甜椒均洗净，切片。

❷ 油锅烧热，放入茄子片翻炒，再放入青椒片、红甜椒片炒匀。

❸ 炒至所有材料熟透，加入盐、味精、醋、老抽拌匀即可。

西红柿

清除体内自由基

抗癌指数：★★★★
功效：润肺化痰、生津止渴。
性味：性微寒，味甘、酸。
归经：归肝、胃经。

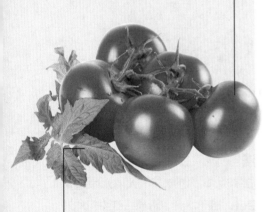

适宜人群：一般人群都可食用；适宜贫血、高血压等患者。
需注意的人群：急性肠炎以及溃疡活动时期不宜食用。

抗癌关键成分：
维生素C、β-胡萝卜素、番茄红素、钾、果胶。

✳ 抗癌成分分析

⊕ 西红柿中所含的番茄红素是一种抗氧化剂，可清除体内的自由基，保护脱氧核糖核酸（DNA）免遭破坏，阻止细胞突变，对前列腺癌及乳腺癌有预防作用。另外，番茄红素还能有效降低血浆中胆固醇的浓度，对于高脂血症以及癌症患者非常有益。

⊕ 西红柿含有的维生素C对促进血液循环、增强免疫力、预防癌症及延缓衰老，均有一定功效，所以日常可多吃一些西红柿补充维生素C。

⊕ 因为西红柿中含有大量的抗氧化物质，所以每天坚持食用适量的西红柿及其制品，可降低前列腺癌、乳腺癌等癌症的发病率，还可以预防胃癌、肺癌等。

⊕ 西红柿中所含的β-胡萝卜素，在体内会转化为维生素A，不仅能够保护视力，而且也是促进细胞组织健康生长的必需物质，可增强人体对疾病的抵抗能力，降低癌症发生的概率。

✳ 其他功效

⊕ 利尿消肿。西红柿含有大量的钾及碱性矿物质，能促进血液中钠盐的排出，有利尿消肿的作用。

⊕ 延缓衰老。西红柿所含的谷胱甘肽可清除体内有毒物质，对女性恢复机体正常功能、延缓衰老有很好的功效。

⊕ 润肠通便。西红柿富含苹果酸、柠檬酸等有机酸，能促进胃液分泌，增加胃酸浓度，有帮助消化、润肠通便的作用。

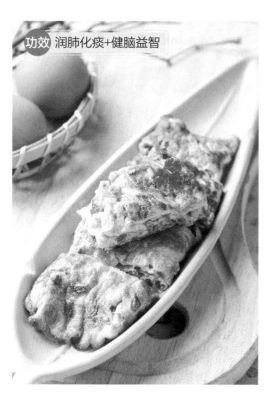

功效 润肺化痰+健脑益智

西红柿厚蛋烧

材料：鸡蛋2个，西红柿1个。

调料：盐半小匙。

做法：

❶ 西红柿去皮，切丁，越细越好，切好后放入碗中。

❷ 将鸡蛋打入盛有西红柿丁的碗中，加盐。

❸ 把鸡蛋液打至蛋白蛋黄完全融合。

❹ 小火热油锅，将蛋液在锅底均匀地铺一层。

❺ 等蛋液慢慢凝固不流动时，从一头慢慢地将蛋皮卷起，卷的时候可以用铲子和筷子配合，切段，装盘即可。

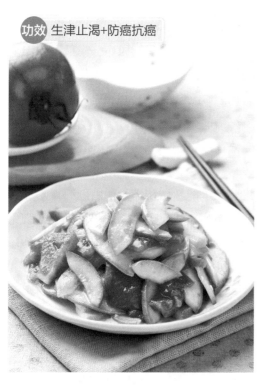

功效 生津止渴+防癌抗癌

西红柿炒西葫芦

材料：西红柿、西葫芦各1个，葱末、蒜片各适量。

调料：盐半小匙，鸡精适量。

做法：

❶ 将准备好的西葫芦和西红柿分别洗净，切片。

❷ 油锅烧热，放入葱末、蒜片爆香。

❸ 放入西红柿块，翻炒出汁。

❹ 加入西葫芦片继续翻炒，放盐再炒2分钟。

❺ 加入鸡精炒匀，出锅装盘即可。

南瓜

预防大肠癌

抗癌指数：★★★

功效：补中益气、消炎止痛。

性味：性温，味甘。

归经：归脾、胃经。

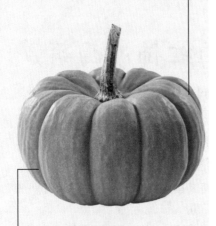

适宜人群：一般人群都可食用；适宜糖尿病患者和中老年人。

需注意的人群：胃热炽盛、湿热气滞者少食。

抗癌关键成分：

锌、硒、钴、β-胡萝卜素、果胶。

⚛ 抗癌成分分析

➕ 南瓜中含有丰富的胡萝卜素等物质，可增强身体的抗病能力，抑制癌细胞生长。另外，这些物质对视力和骨骼的发育都有好处。

➕ 南瓜中含有丰富的钴。钴是胰岛细胞合成胰岛素所必需的微量元素，可抑制恶性肿瘤细胞生长，并可防治高血压及肝脏、肾脏病变。

➕ 南瓜子中含有丰富的锌。锌能参与人体内核酸、蛋白质合成，是肾上腺皮质激素的固有成分，也是人体生长发育的重要物质，常吃南瓜子可预防前列腺肿瘤。

➕ 南瓜中富含果胶，果胶的吸附性有助于消除体内细菌毒素和其他有害物质，能够起到预防大肠癌的作用。

⚛ 其他功效

➕ 降低血糖，缓解糖尿病。南瓜含有丰富的钴，钴能活跃人体的新陈代谢，并参与人体内维生素B_{12}的合成，是人体胰岛细胞所必需的微量元素，对缓解糖尿病、降低血糖有特殊的疗效。

➕ 解毒，保护胃黏膜。南瓜内富含果胶，果胶除了能粘结和消除体内细菌毒素和其他有害物质外，还可以保护胃肠道黏膜免受粗糙食品刺激，促进溃疡愈合。此外，果胶可以促进胆汁分泌，帮助食物消化。

⚛ 选购方法

相同体积的南瓜，宜选择较重且呈现深绿色的南瓜。

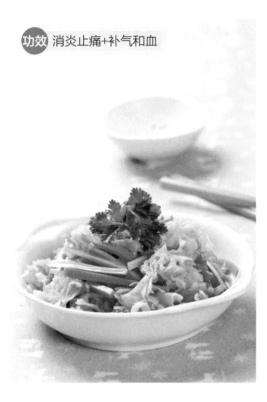

功效 消炎止痛+补气和血

香拌南瓜

材料：南瓜500克，水发银耳200克，香菜段适量。

调料：盐、鸡精、醋、香油各适量。

做法：

❶ 南瓜洗净，切丝；水发银耳去蒂，洗净，撕成丝状。

❷ 将南瓜丝、水发银耳丝放入沸水锅中汆烫，捞入凉水中浸凉，捞出沥干。

❸ 将盐、鸡精、醋、香油调匀，放入南瓜丝、水发银耳丝、香菜段拌匀即可。

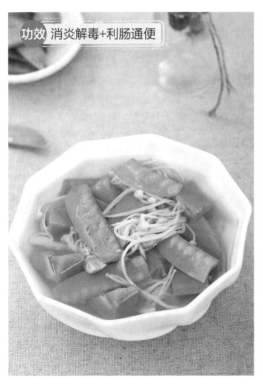

功效 消炎解毒+利肠通便

菌香南瓜汤

材料：南瓜400克，金针菇250克，荷兰豆100克。

调料：高汤800毫升，盐适量。

做法：

❶ 南瓜洗净，去瓤，切块；金针菇去根洗净。

❷ 荷兰豆择洗干净，切段。

❸ 锅置火上，加入适量清水、南瓜块、高汤，以大火煮沸后转小火煮35分钟。

❹ 放入金针菇，转大火煮12分钟左右。

❺ 加入荷兰豆段再次煮沸，待材料熟后加盐调味即可。

苦瓜

抑制癌细胞

抗癌指数：★★★★

功效：清热解暑、明目解毒。

性味：性寒，味苦。

归经：归脾、胃、心、肝经。

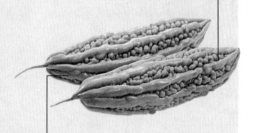

适宜人群：一般人群都可食用；适宜癌症、糖尿病患者。

需注意的人群：脾胃虚寒人群不宜食用。

抗癌关键成分：

苦瓜苷、苦味素、维生素C、奎宁、β-胡萝卜素、黄酮类物质。

❋ 抗癌成分分析

✚ 苦瓜之所以会有苦味，是其含有的苦味素造成的，而苦味素具有增强免疫功能的效果，可起到预防癌症的作用。

✚ 从苦瓜子中提炼的胰岛蛋白酶抑制剂可以抑制癌细胞所分泌出来的蛋白酶，这种蛋白酶抑制剂具有一定的抗癌作用，可以在一定程度上降低胃癌、大肠癌、子宫癌的发生概率。

✚ 苦瓜中含有丰富的维生素C和黄酮类化合物，能有效抑制乳腺癌细胞生长，具有预防乳腺癌的辅助功效。

✚ 苦瓜中的黄酮类物质还具有抗氧化的作用，促进细胞正常发育，维持血压正常，抑制癌细胞的生长，具有一定的抗癌功效。

✚ 苦瓜中含有一种叫奎宁的物质，这种物质能促进新陈代谢，刺激唾液及胃液分泌，具有利尿活血、消炎退热、清心明目的功效，同时还能防止致癌物质堆积，降低癌症的发生概率。

❋ 其他功效

✚ 预防坏血病，保护心脏。苦瓜中的维生素C含量很高，具有预防维生素C缺乏、保护细胞膜、预防动脉粥样硬化、提高机体应激能力、保护心脏等作用。

✚ 增进食欲。苦瓜中的苦瓜苷和苦味素能增进食欲，健脾开胃。

✚ 降低血糖。苦瓜含有苦瓜苷和类似胰岛素的物质，具有良好的降血糖作用，是糖尿病患者的理想食品。

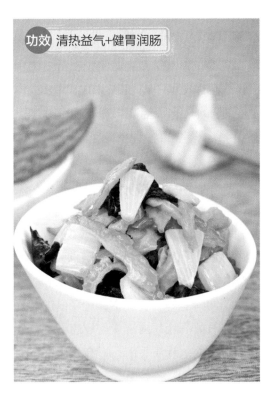

木耳炒苦瓜

材料： 苦瓜250克，水发黑木耳、洋葱各100克。

调料： 盐、味精、白糖、香油各适量。

做法：

❶ 苦瓜洗净，去籽，切片，用冷水浸泡，捞起，沥干水分。

❷ 水发黑木耳、洋葱均洗净，切块。

❸ 油锅烧热，下洋葱块炒香，放入苦瓜片煸炒。

❹ 再下入黑木耳块，调入盐、白糖、味精迅速翻炒均匀，最后淋上香油，装盘即可。

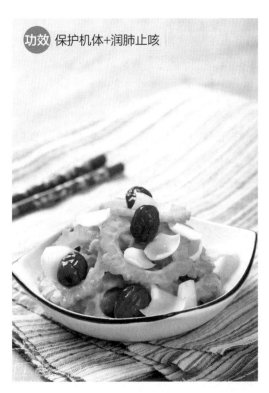

蜂蜜苦瓜百合

材料： 苦瓜220克，百合130克，红枣8颗。

调料： 蜂蜜、盐各适量。

做法：

❶ 苦瓜洗净，去瓤，切圈；红枣、百合洗净。

❷ 苦瓜圈放在大碗内，加入凉开水、盐浸泡5分钟，捞出沥干。

❸ 苦瓜圈、红枣、百合放入容器中，加入蜂蜜拌匀，摆入盘中即可。

白菜

减少细胞突变

抗癌指数：★★★★★
功效：养胃生津、除烦止渴。
性味：性平，味甘。
归经：归胃、大肠经。

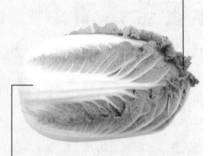

适宜人群：一般人群都可食用；
适宜脾胃气虚、维生素缺乏人群。
需注意的人群：胃寒腹痛、大便
溏泻及寒痢者不可多食。

抗癌关键成分：
维生素C、硒、锌、硅、胡萝卜
素、膳食纤维、异硫氰酸盐。

✻ 抗癌成分分析

⊕ 白菜中的维生素C能促使胶原蛋白的合成，从而有效抑制亚硝胺的形成，增加人体免疫细胞的含量，达到预防癌症的目的。

⊕ 白菜中含有的各种维生素、异硫氰酸盐，可有效增强肝脏解毒排毒的功能，能很好地减少细胞突变，并促进细胞正常分解，有利于癌症的预防。

⊕ 白菜含硒，这种物质能够增强谷胱甘肽氧化物的活性，有效清除自由基，同时还能增强机体的免疫能力，从而有效预防癌症。

⊕ 白菜中含有的膳食纤维，可以促进肠胃蠕动，有效清除体内毒素与致癌物质，具有维持体内电解质平衡，提高人体抵抗力的作用。

⊕ 降低女性乳腺癌发生率。乳腺癌的发生与雌激素的刺激有关，大白菜中含有一些微量元素，能帮助分解雌激素。因此，常吃大白菜能降低女性乳腺癌发生率。

✻ 其他功效

⊕ 减肥瘦身。白菜所含的果胶和膳食纤维，有助于排除多余的胆固醇，且白菜热量极低，有减肥的功效。

⊕ 护肤养颜。白菜中富含维生素C、维生素E，多吃大白菜有护肤和养颜功效。

⊕ 预防和缓解坏血病。白菜含丰富的维生素，其维生素C、维生素B_2的含量比苹果、梨分别高5倍、4倍，可增加机体对病毒感染的抵抗力，可预防和缓解维生素C缺乏、牙龈出血、各种急慢性传染病等。

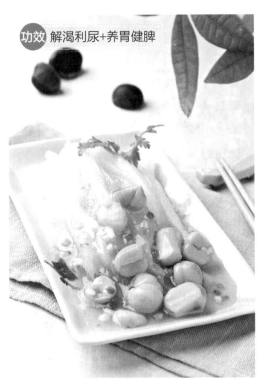

扒栗子白菜

材料： 净白菜根400克，熟栗子（剥开）100克，葱末、姜末各少许。

调料： 肉汤3大匙，水淀粉2小匙，料酒、白糖、老抽各1小匙，盐、味精各少许。

做法：

❶ 白菜根顺向切细条，入沸水汆烫至熟，捞出过凉；栗子切半。

❷ 油锅烧热，炒香葱末、姜末。

❸ 锅中放入除水淀粉外的所有材料和调料，煮开后煨至汤汁将尽，用水淀粉勾芡即可。

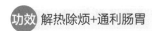

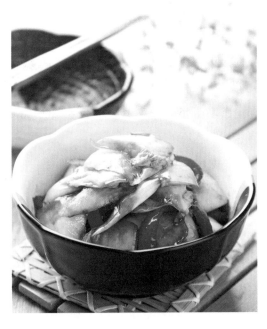

醋熘白菜

材料： 白菜梗350克，姜片、红甜椒各适量。

调料： 老抽、料酒、醋、盐、水淀粉各适量。

做法：

❶ 白菜梗洗净，斜切成片；红甜椒洗净，切成条。

❷ 油锅烧热，放入白菜梗片煸至断生，盛出，沥干。

❸ 油锅烧热，入红甜椒条、姜片炒香，入白菜梗片翻炒。

❹ 烹入盐、料酒、老抽、醋调味，加入水淀粉勾芡，起锅装盘即可。

圆白菜

具有抗癌能力

抗癌指数：★★★★★
功效：润肺化痰、生津止渴。
性味：性平，味辛、甘。
归经：归脾、胃经。

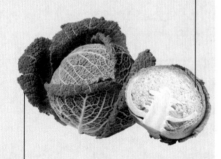

适宜人群：一般人群都可食用；
适宜消化道溃疡患者。
需注意的人群：眼部充血者慎食。
抗癌关键成分：
维生素C、氯化甲硫氨基酸、异
硫氰酸盐、β-胡萝卜素、多酚
类物质。

✲ 抗癌成分分析

⊕ 圆白菜中所含的异硫氰酸盐，可有效抑制黄曲毒素的致癌作用。

⊕ 圆白菜中所含的氯化甲硫氨基酸具有修复黏膜组织的功能，能保护肠胃，修复体内受伤的部位，所以多吃圆白菜对胃非常有益，对胃癌也有一定的预防作用。

⊕ 圆白菜中所含的多酚类物质、类胡萝卜素、维生素C、吲哚素与硫配糖体等成分都具有很强的抗癌能力，因此常食能降低癌症发生的概率。

⊕ 圆白菜叶片中含有β-胡萝卜素、花青素和维生素C，这些营养素具有很强的抗氧化作用，可以增强人体免疫力，降低癌症的发生概率。

✲ 其他功效

⊕ 杀菌消炎，促进伤口愈合。圆白菜有杀菌消炎的作用，还含有某种"溃疡愈合因子"，能加速创面愈合，是溃疡患者的有益食品。

⊕ 增强抵抗力。圆白菜含有植物杀菌素，可以抑制细菌、真菌和病原虫的生长繁殖；其含有的硒及胡萝卜素能保护视力，并能增强人体抗病能力。

✲ 选购方法

选购时，要挑选颜色鲜亮、无霉斑和老叶的，并且以帮叶结实、紧凑，有重量感者为佳。

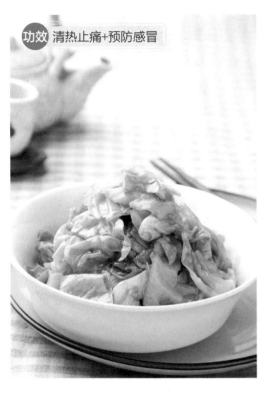

糖醋圆白菜

材料： 圆白菜250克。

调料： 白糖、醋各2小匙，淀粉1小匙，盐少许。

做法：

❶ 圆白菜洗净，撕成片。

❷ 用白糖、醋、盐、淀粉和适量清水，调成糖醋汁。

❸ 油锅烧热，放入圆白菜片翻炒几下。

❹ 待圆白菜均匀变色，倒入糖醋汁翻炒拌匀，使汁裹在圆白菜上，起锅装盘即可。

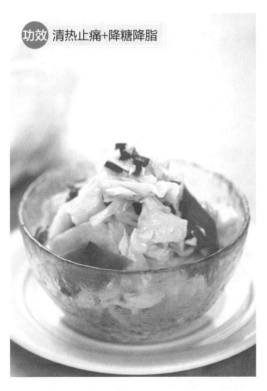

凉拌圆白菜

材料： 圆白菜300克，胡萝卜片、蒜末、红辣椒末各适量。

调料： 柠檬汁、香油、盐、白糖各少许。

做法：

❶ 圆白菜洗净，切片，入清水中浸泡20分钟，备用。

❷ 胡萝卜片放入沸水中汆烫至熟，再入圆白菜片汆烫一下，捞出，过凉水，沥干水分。

❸ 胡萝卜片、圆白菜片放入容器，加蒜末、红辣椒末及所有调料拌匀即可。

油菜

预防肠道肿瘤

抗癌指数：★★★★★

功效：润肠通便、散血消肿。

性味：性凉，味甘。

归经：归肝、脾、肺经。

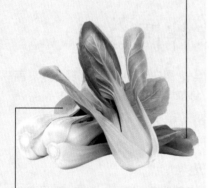

适宜人群：一般人群都可食用。

需注意的人群：小儿麻疹后期、眼疾患者少食。

抗癌关键成分：

膳食纤维、植物激素。

❋ 抗癌成分分析

⊕ 油菜中含有大量的膳食纤维，能促进肠道蠕动，增加粪便的体积，缩短粪便在肠腔停留的时间，从而起到缓解和改善便秘、预防肠道肿瘤的作用。

⊕ 油菜中所含的植物激素能够增加酶的形成，对进入人体内的致癌物质有吸附排斥作用，故有防癌功能。

❋ 其他功效

⊕ 降低血脂。油菜为低脂肪蔬菜，且含有膳食纤维，能与胆酸盐和食物中的胆固醇及三酰甘油结合，使其从粪便中排出，从而减少脂类的吸收，故可有效降血脂。

⊕ 强身健体。油菜含有丰富的胡萝卜素和维生素C，有助于增强机体免疫力，预防疾病。另外，油菜含钙量在绿叶蔬菜中最高，吃500克左右的油菜可满足一个成年人一天对钙的需要量，具有促进骨骼发育、强健骨骼的作用。

⊕ 排毒。油菜富含钙、铁、磷等无机盐和胡萝卜素、维生素B₂、维生素C、烟酸等多种营养素，经常食用油菜还能增强人体肝脏的排毒功能，对皮肤疮疖、乳腺炎等病症有明显的改善作用。例如，用油菜煮汁饮用或捣烂绞汁温服1小杯（约30毫升），每天3次，连服3天；并用鲜油菜叶捣烂敷患处，每天更换3次，可有效缓解痈疽、丹毒、乳腺炎等。

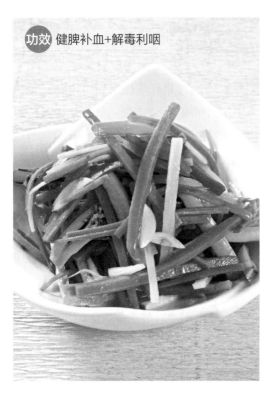

油菜炒芥蓝

材料：胡萝卜250克，油菜150克，芥蓝少许，蒜2瓣，姜20克。

调料：盐、白糖各1/4小匙。

做法：

❶芥蓝洗净，对切去尾叶；胡萝卜去皮，洗净切丝，备用。

❷油菜洗净，切段；蒜洗净，切片；姜去皮，洗净切丝，备用。

❸油锅烧热，以中火爆香蒜片、姜丝，将火关小，再放入芥蓝、油菜段、胡萝卜丝和所有调料炒熟即可。

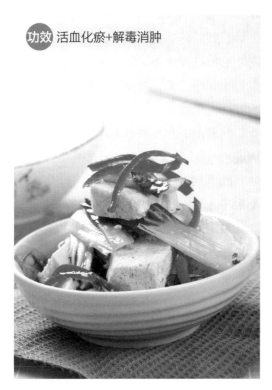

小油菜炒冻豆腐

材料：冻豆腐200克，小油菜150克，红甜椒丝25克，葱末、蒜末、姜丝各少许。

调料：盐、鸡精各少许。

做法：

❶将小油菜择洗干净，切段；冻豆腐洗净切块。

❷油锅烧热，炒香葱末、蒜末、姜丝。

❸放入冻豆腐块略炒，然后放入红甜椒丝翻炒。

❹再放入小油菜段炒软，加盐、鸡精调味即可。

香菜

提高免疫力

抗癌成分分析

⊕ 实践已经证明，香菜富含的维生素类和多种氨基酸，能有效提高人体免疫力，其防癌抗癌作用是显著的。

⊕ 研究表明，香菜含有生物类黄酮中的总黄酮，总黄酮是抗癌物质，可减少罹患与激素相关癌症（如乳腺癌和前列腺癌）的概率。

⊕ 美国有研究表明，香菜中的聚乙炔有抗烟草致癌物的作用，能有效抗击肺癌、口腔癌等癌症。

其他功效

⊕ 和胃调中。香菜辛香升散，能促进胃肠蠕动，具有开胃醒脾、调和中焦的功效，适用于各种胃部不适、消化不良等症。

⊕ 祛腥膻，增味道。香菜中含有许多挥发油，其特殊的香气就是挥发油散发出来的。它能祛除肉类的腥膻味，因此在一些菜肴中加些香菜，能起到祛腥膻、增味道的独特功效。

⊕ 祛风解毒，促进伤口愈合等。利用香菜内通心、脾、小肠，外达体表四肢，散风祛寒的作用，可以消除一切不正之气。香菜对于发热头疼者可减轻症状；对因谷类食物引起的积食停滞，可以帮助消化。误食毒蘑菇中毒，服香菜子有解毒作用。

⊕ 促使机体发汗，透疹。香菜的特殊香味能刺激汗腺分泌，促使机体发汗，其提取液还具有清热、透疹的功效。

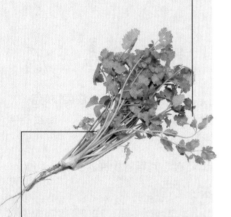

抗癌指数：★★★★★
功效：发汗透疹、消食下气。
性味：性温，味辛。
归经：归肺、脾经。

适宜人群：一般人群都可食用；适宜风寒感冒、食欲不振患者。
需注意的人群：胃溃疡、严重龋齿人群慎食。

抗癌关键成分：
维生素A、B族维生素、维生素C、烟酸、总黄酮、聚乙炔。

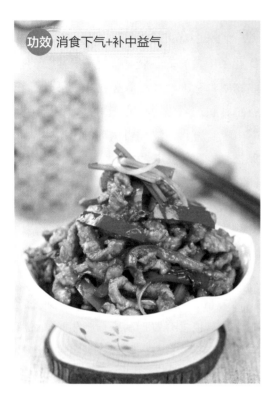

肉丝新炒

材料：猪里脊肉丝250克，香菜段少许，红辣椒丝、青椒丝、葱丝各适量。

调料：A.干淀粉1小匙，料酒、生抽各1大匙；B.生抽、清水各1大匙，老抽半大匙，盐、白糖各半小匙；C.花椒粉少许。

做法：

❶ 将所有材料准备好。

❷ 猪里脊肉丝加调料A腌渍15分钟；将调料B调成味汁待用。

❸ 油锅烧热，放肉丝炒至变色，盛出。

❹ 锅留底油，炒香葱丝、红辣椒丝，烹入花椒粉调味，放入炒好的肉丝，继续翻炒，再加青椒丝与香菜段炒匀。

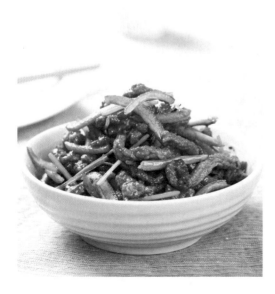

香菜炒牛肉

材料：牛肉300克，香菜、陈皮各50克，鸡蛋1个。

调料：A.盐、白糖、老抽、酒、淀粉、小苏打各适量；B.盐、老抽各半小匙，白糖少许。

做法：

❶ 牛肉洗净，切丝；香菜择洗干净，切段；陈皮洗净泡软，切丝；鸡蛋打散。

❷ 牛肉丝放入碗中，加调料A和鸡蛋液抓匀，腌渍1个小时至入味。

❸ 油锅烧热，放入牛肉丝炸至颜色变白，盛出，沥干油分。净锅置火上，倒入油和陈皮丝，用中火略炒3分钟，放入牛肉丝、香菜段和调料B炒匀即可。

花菜

含有抗癌物质

抗癌指数：★★★★★

功效：补肾填精、健脑壮骨。

性味：性寒，味甘。

归经：归大肠、胃经。

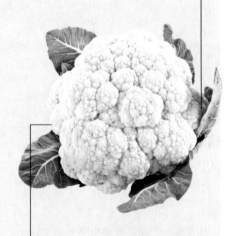

适宜人群：一般人群都可食用；适宜食欲不振、消化不良者。

需注意的人群：痛风患者以及肠胃不适人群慎食。

抗癌关键成分：

维生素C、吲哚素、异硫氰酸盐、谷胱甘肽、类黄酮。

❀ 抗癌成分分析

➕ 花菜中含有的谷胱甘肽是一种重要的抗癌物质，它能使多种致癌物失去活性。在谷胱甘肽过氧化物酶的作用下，谷胱甘肽能阻止有害代谢物和自由基的形成，从而保护生物膜免受其危害，使细胞、组织和器官保持良好状态。

➕ 花菜富含槲皮素、谷胱甘肽、异硫氰酸盐等抗氧化物质，能有效地抗菌、抗病毒，从而提高机体免疫力，抵抗癌细胞的侵袭。

➕ 花菜富含吲哚素，这种物质有抗氧化的作用，也可有效抑制癌细胞生长。如果长期食用花菜，可以降低患乳腺癌、直肠癌、胃癌等癌症的风险。

❀ 其他功效

➕ 预防心脏病和脑卒中。花菜是含有类黄酮最多的食物之一，类黄酮除了可以防止感染以外，还是最好的血管清理剂，能够阻止胆固醇氧化，防止血小板凝结成块，因而可减少患心脏病的概率。花菜的维生素C含量极高，不但有利于人体的生长发育，还能增强人体免疫力。

➕ 助消化、防便秘。花菜味道鲜美，有助于提高食欲。另外，花菜中含有的膳食纤维，有助于利尿、通便、清肠健胃，便秘人群常食可有效改善症状。

➕ 帮助肝脏排毒。花菜中丰富的维生素C可帮助肝脏解毒，有效清理体内毒素，也有养颜的作用。

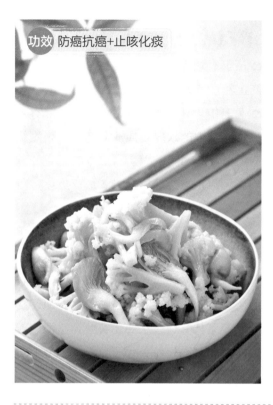

鲜菇花菜

材料： 蘑菇200克，花菜150克。

调料： 高汤1大匙，水淀粉2小匙，盐、味精各少许。

做法：

❶ 蘑菇洗净，撕成片；花菜洗净，掰成朵，备用。

❷ 掰好的花菜放入沸水中氽烫片刻，捞出沥干。

❸ 油锅烧至七成热，将蘑菇片放入油锅内煸一下。

❹ 加入高汤，再加入盐、味精，煮沸后放入花菜翻炒至熟。

❺ 用水淀粉勾芡，起锅装盘即可。

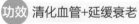

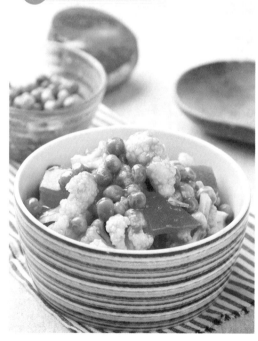

西红柿炒花菜

材料： 花菜300克，西红柿1个，豌豆30克。

调料： 番茄酱4小匙，生抽1小匙，白糖、盐各半小匙，淀粉2小匙。

做法：

❶ 花菜掰成小朵，放入淡盐水中浸泡10分钟，洗净；西红柿洗净，切块。

❷ 花菜朵放入沸水中氽烫2分钟，再放入豌豆，氽烫1分钟，捞出沥干。

❸ 油锅烧热，放入西红柿块、豌豆、花菜朵翻炒几下，倒入番茄酱快速炒匀。

❹ 倒入清水，调入生抽、白糖和盐搅拌均匀，中火煮2分钟后改成大火，淋入水淀粉，沿顺时针画圈勾芡即可。

莴笋

分解致癌物质

抗癌指数：★★★

功效：清热利尿、生津止渴。

性味：性微寒，味甘、微苦。

归经：归心、脾、胃、肺经。

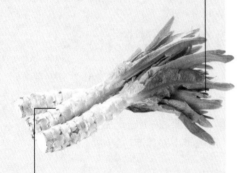

适宜人群：一般人群都可食用；适宜老人、小儿。

需注意的人群：视力弱者、眼疾患者不宜多食。

抗癌关键成分：

锌、硒、β-胡萝卜素、果胶、莴苣苦内酯。

✦ 抗癌成分分析

➕ 莴笋有通乳的作用，能促进乳汁分泌，防止乳腺瘀塞，有效预防乳腺癌。

➕ 莴笋中含有一种莴苣苦内酯，能够有效分解食物中的致癌物质亚硝胺，防止癌细胞的形成，对于肝癌、胃癌等有一定的预防作用，也可缓解癌症患者放疗或化疗阶段的不适症状。

➕ 莴笋味道清新且略带苦味，可刺激消化酶分泌，增进食欲。其乳状浆液，可促进胃液、消化腺和胆汁的分泌，从而增强各消化器官的功能，对消化功能减弱和便秘的患者尤其有利，从而能有效预防消化道癌症。

✦ 其他功效

➕ 预防和辅助治疗糖尿病。莴笋含有较多的烟酸，烟酸被认为是胰岛素的激活剂，因此常食莴笋对糖尿病患者有益。

➕ 辅助治疗贫血。莴笋中含有的铁元素很容易被人体吸收，可以预防和辅助治疗缺铁性贫血。

➕ 健胃消食。莴笋茎叶中含有的莴笋素，能促进胃液分泌，改善消化系统的功能，增进食欲。

✦ 选购方法

购买莴笋时，一般以表面洁净、无锈点，无黄叶、烂叶，质地脆嫩、不抽薹、不弯曲者为佳。

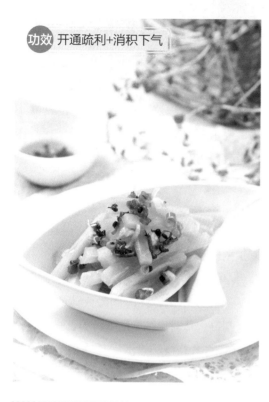

葱油莴笋

材料： 莴笋400克，葱适量。

调料： 盐、香油、花椒各适量。

做法：

❶ 莴笋去皮洗净，切成长块；葱洗净，切成葱花。

❷ 锅中加水煮开，放入莴笋块氽烫，捞出置于盘中控干。

❸ 油锅烧热，放入葱花、花椒炒香，加入盐、香油调成味汁，浇在莴笋块上即可。

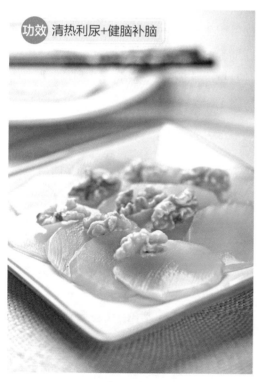

功效 清热利尿+健脑补脑

莴笋核桃仁

材料： 莴笋350克，核桃仁50克。

调料： 盐、味精、香油各适量。

做法：

❶ 莴笋去皮洗净，切成厚片；核桃仁洗净，改刀切成条。

❷ 锅内加清水煮沸，下入莴笋片、核桃仁条氽烫至断生，捞出过凉，沥干。

❸ 将莴笋片放大碗中，加盐、味精、香油拌匀，摆入盘中，摆上核桃仁即可。

芦笋

分解致癌物质

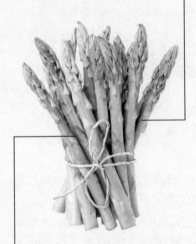

抗癌指数：★★★★★

功效：养心安神、降压除烦。

性味：性寒，味苦、甘。

归经：归肺、胃经。

适宜人群：一般人群都可食用；适宜癌症患者。

需注意的人群：痛风患者少食。

抗癌关键成分：

β-胡萝卜素、硒、钾、叶酸、膳食纤维、天冬氨酸。

❄ 抗癌成分分析

➕ 芦笋富含易被人体吸收的天冬氨酸，还含有大量的非蛋白质含氮物质和甾体皂苷物质，可减轻癌症化疗后引起的食欲不振、恶心呕吐、口干舌燥等不适症状，还能有效预防癌症。

➕ 芦笋所含的硒，可阻止致癌物质过氧化物和自由基的形成，硒元素还可以阻止癌细胞的分裂与生长，同时还具有防止癌细胞扩散的功效。

➕ 芦笋中含有丰富的叶酸，叶酸可以使细胞生长正常化，同时刺激人体的免疫功能，提高人体对癌细胞的抵抗力。

➕ 芦笋的木寡糖和水溶性纤维相结合，能促进肠道益生菌增殖，促进排泄，减少致癌物质在肠道内停留的时间。

➕ 芦笋所富含的β-胡萝卜素，能够促进上皮组织生长，保护视力，还能加强人体对癌细胞的抵抗能力。另外，芦笋能产生一种对抗癌症的酶，能提升人体免疫力并预防癌症。

❄ 其他功效

➕ 利尿，防水肿。芦笋对水肿、膀胱炎、排尿困难等病症有一定的缓解作用。

➕ 芦笋的热量低，能够降低血脂，适合高脂血症患者食用。

➕ 养心安神。芦笋可以缓解烦躁，有养心安神的功效。

➕ 降低血压。芦笋中的芸香素有利于保持血管畅通，降低血压。

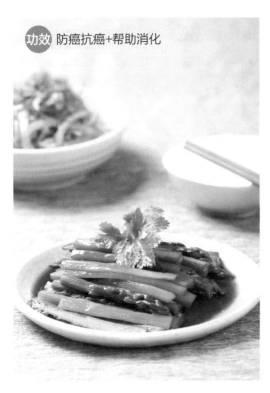

糖醋笋丝

材料：芦笋300克，香菜叶少许。

调料：盐、鸡精各少许，香油、白糖、醋各适量。

做法：

❶ 芦笋洗净，入沸水中余烫熟，捞出，沥干水分，切长条。

❷ 将白糖、醋、盐、鸡精、香油调匀成味汁。

❸ 将调好的味汁倒在芦笋条上，拌匀后装盘，用香菜叶点缀即可。

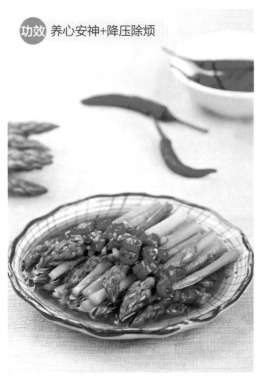

豉油芦笋

材料：芦笋300克，鲜辣椒20克，葱末、蒜末各10克。

调料：蒸鱼豉油10毫升，蚝油适量。

做法：

❶ 芦笋洗净，去皮和根，入沸水中煮熟捞出，沥干装盘；鲜辣椒洗净，切圈。

❷ 油锅烧热，先下入鲜辣椒圈爆香，再下葱末、蒜末，然后倒入蒸鱼豉油和蚝油翻炒片刻即成葱油汁。

❸ 将葱油汁浇在芦笋上。

❹ 最后浇上热油即可。

百合
增强体质

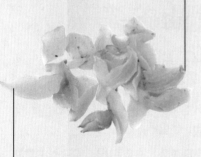

抗癌指数：★★★★★

功效：清心安神、润肺止咳。

性味：性微寒，味甘。

归经：归肺、心经。

适宜人群：一般人群都可食用。

需注意的人群：有长期轻微腹泻的寒性体质者忌用。

抗癌关键成分：

生物碱。

❀ 抗癌成分分析

➕ 百合含有多种生物碱，可增加血液中白细胞的数量，预防白细胞减少，还能预防多种癌症。

➕ 百合能清心除烦、宁心安神，可用于热病后余热未消、神志恍惚、失眠多梦、心情抑郁等病症，适量食用可以增强体质，缓解放疗产生的副作用。

❀ 其他功效

➕ 美容润肤。百合含有蛋白质、脂肪、多种维生素及钙、铁、磷等营养成分。百合富含维生素，对促进皮肤细胞新陈代谢有好处，用百合煮粥食用，有一定的美容作用。

➕ 润燥止咳。百合鲜品含黏液质，具有润燥清热的作用，尤其在秋冬季节食用，滋补润燥的效果更佳，是缓解肺燥、咳嗽等症的天然食物。

❀ 选购方法

　　百合颜色略白或稍带淡黄色，质地硬且脆，大小适中，且外表光滑者为佳。

验方推荐

　　验方：糯米150克，鲜百合20克，红枣50克，枸杞子少许，白糖10克。将红枣放入水中，浸泡至软；鲜百合剥成片状，洗净泡软；糯米洗净，入水浸泡。锅内烧水，放入糯米，以大火煮开，加入红枣、百合片，再改为小火熬煮成粥，加入白糖、枸杞子拌匀即可。此方可养心安神，适于癌症患者的调养。

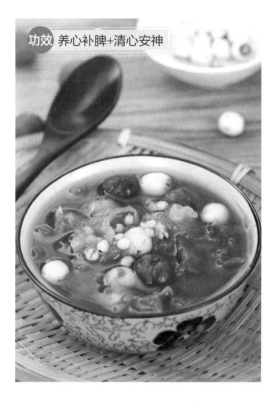

美味五果汤羹

材料： 桂圆80克，薏苡仁50克，莲子、银耳、百合各适量。

调料： 冰糖适量。

做法：

❶ 将薏苡仁、莲子前一天晚上浸泡上；银耳泡发后撕成小朵，洗净；桂圆剥壳取肉；百合掰开洗净。

❷ 锅置火上，倒入1000毫升清水，将薏米、莲子放入锅内，大火煮沸后改小火慢煮2小时。

❸ 当薏米和莲子煮软后，加入银耳和百合，再煮30分钟。最后放入桂圆肉，当薏米和莲子煮至开花时，便可以放入冰糖搅匀盛出食用。

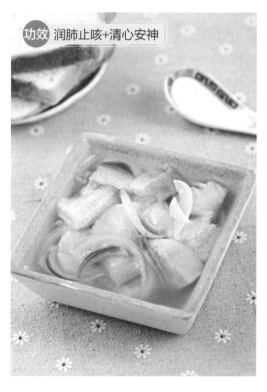

洋葱面包汤

材料： 洋葱200克，法式面包、蒜末、百合片各适量。

调料： 盐、胡椒粉、高汤、香叶、白兰地、黄油各适量。

做法：

❶ 洋葱去皮，切丝；法式面包切成块，备用。

❷ 锅置火上，放入黄油烧至融化，放入洋葱丝翻炒至变色，再放入蒜末略翻炒，然后加入白兰地、高汤、香叶，大火煮沸后加盐、胡椒粉调味，转小火，煮10分钟后盛出。

❸ 法式面包块和百合片放入汤碗中，入烤箱180℃烤20分钟左右即可。

洋葱

含有抗癌物质

抗癌指数：★★★★★

功效：润肺化痰、生津止渴。

性味：性温，味辛。

归经：归心、脾、胃经。

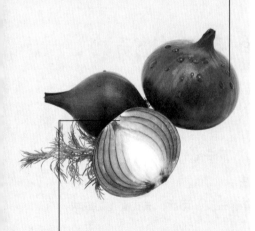

适宜人群：一般人群都可食用；适宜癌症、高血压、高脂血症、心血管疾病、糖尿病患者。

需注意的人群：眼疾者宜少食。

抗癌关键成分：

硒、钙、槲皮素、维生素C、花青素、前列腺素A。

❀ 抗癌成分分析

⊕ 洋葱中含有一种叫"槲皮素"的物质，可阻止人体内的生物化学机制出现变异，控制癌细胞生长，从而具有防癌抗癌作用。紫皮洋葱中还含有花青素，一种抗氧化能力较强的植物化学物质，可以保护人体免受自由基的损伤，抑制炎症和过敏，还能抗衰老、防癌抗癌。

⊕ 洋葱中所含的硒是一种很强的抗氧化剂，能够清除人体内的自由基，增强细胞的活力和新陈代谢能力，在一定程度上，可以防癌、抗衰老。

❀ 其他功效

⊕ 降血压，降血糖。洋葱是含有丰富前列腺素A的食物。前列腺素A能扩张血管、降低血液黏稠度，起到降血压、减少外周血管，增加冠状动脉血流量，预防血栓形成的作用。另外，洋葱含有的特殊物质还能促进钠盐的排泄，从而使血压下降，经常食用洋葱对高血压、高脂血症和心脑血管患者有保健作用。

⊕ 放松、提神。洋葱含有的蛋白质、矿物质、维生素对机体代谢有很好的调节作用，能为脑细胞提供热量，具有调节神经、放松、提神的功效。

⊕ 抗寒杀菌。洋葱具有发散风寒的作用，是因为洋葱鳞茎和叶子中含有一种被称为硫化丙烯的油脂性挥发物，具有辛辣味，这种物质能抗寒，抵御流感病毒侵袭，具有非常强的杀菌作用。

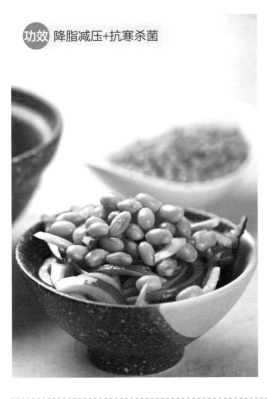

洋葱黄豆

材料： 洋葱1个，黄豆10克。

调料： 盐、鸡精、醋、香油各适量。

做法：

❶ 黄豆放入清水中浸泡6个小时。

❷ 将浸泡好的黄豆捞出，放入水中煮熟，捞出凉凉，沥干。

❸ 洋葱去皮，洗净，切丝。

❹ 将黄豆和洋葱丝倒入盘中，加所有调料拌匀即可。

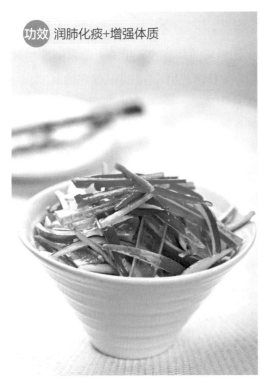

洋葱拌芦荟

材料： 芦荟260克，洋葱、青椒、红甜椒各1个。

调料： 盐、白糖、味精、香油各适量。

做法：

❶ 芦荟、洋葱去皮洗净，切成丝。

❷ 青椒、红甜椒去籽洗净，切成丝。

❸ 将芦荟丝、洋葱丝、青椒丝、红甜椒丝盛入盘中，加入所有调料拌匀即可。

大蒜

抑制癌细胞生长

抗癌指数：★★★★
功效：温中行滞、解毒杀虫。
性味：性热，味辛。
归经：归脾、胃、肺、肾经。

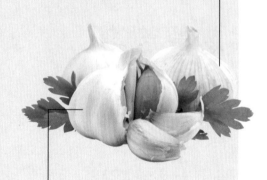

适宜人群：一般人群都可食用；
适宜癌症、高血压患者。
需注意的人群：眼、口、舌有疾
病者慎食。

抗癌关键成分：

大蒜素、类黄酮素、硒、钾、维
生素C、槲皮素。

✺ 抗癌成分分析

✚ 大蒜含有的脂溶性挥发油等有效成分，能够有效地抑制癌细胞生长，增强免疫力；而且还能抑制胃内硝酸盐还原菌的生长，从而降低患胃癌的概率。

✚ 大蒜中的有机硫化物（大蒜素）、类黄酮素（如槲皮素）等都是"防癌高手"，都有自己特有的防癌功效，因而造就了大蒜良好的防癌性能。

✚ 大蒜具有抗氧化的作用和抗病毒、杀菌的能力，可增强T细胞转化，刺激白细胞的活性，从而预防癌症。

✚ 科学家研究发现，癌症发生概率最低的地方，人体血液中的硒含量相对较高，而大蒜中硒含量丰富，不仅可以预防癌症，而且是有效的抗癌食物。

✺ 其他功效

✚ 防止胃溃疡。大蒜中的大蒜素能抑制幽门螺旋杆菌的生长，防止胃溃疡的发生。

✚ 抗菌。夏天吃蒜不仅可以增加营养、改善食欲，还可防治多种疾病。现代医学认为，大蒜辣素和大蒜素对许多细菌都有抵抗作用，尤其是对某些已具有耐药性的细菌，遇到大蒜就很敏感，比如大肠杆菌、痢疾杆菌。炎热的夏季是急性菌痢和急性肠炎的好发季节，每天吃几瓣生大蒜，可有效地防止其发生。

✚ 降血糖。蒜中含硒较多，对人体中胰岛素的合成起到一定的促进作用，所以，糖尿病患者多食大蒜有助于减轻病情。

❋ 抗癌成分分析

➕ 生姜有很强的辛辣味，能抑制癌细胞生长，防止癌细胞扩展、增生。

➕ 生姜所含的姜辣素能有效对付氧自由基对细胞的损害，是延缓衰老、抗癌防癌、消炎杀菌的良药。

➕ 姜辣素能刺激舌头上的味觉神经，并刺激胃黏膜上的感受器，通过神经反射促使胃肠道充血，增强胃肠蠕动，促进消化液的分泌，使消化功能增强，让肠胃更健康，从而提高人体免疫力，达到防癌的功效。

❋ 其他功效

➕ 防治"空调病"。夏季人们容易患上"空调病"，常表现为腹痛，且常伴有吐泻、伤风感冒、腰肩疼痛等症状。饮用姜汤，可有效防治"空调病"；着凉、感冒时喝姜汤，也能起到很好的缓解作用。

➕ 抗衰老。生姜所含的姜辣素进入体内后，能产生一种抗氧化酶，它能有效对付氧自由基，其效力比维生素E还要强，所以，吃生姜能抗衰老，老年人常吃姜可减少"老年斑"。

➕ 使人思路开阔，产生创造力。生姜含有丰富的姜辣素和挥发油。姜辣素和挥发油能够稀释血液，因此血液流动就会更加畅通，从而给大脑提供更多的氧气。

➕ 杀菌解毒。生姜的挥发油有杀菌解毒的作用。

防止癌细胞增生

生姜

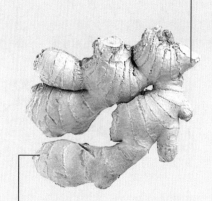

抗癌指数：★★★★

功效：发汗散寒、温胃止呕。

性味：性温，味辛。

归经：归胃、脾、肺经。

适宜人群：一般人群都可食用；适宜伤风感冒引起的头痛、咳嗽以及畏寒疼痛、腹痛等。

需注意的人群：肝炎、糖尿病、痔疮患者不宜食用。

抗癌关键成分：

姜辣素、姜酮、姜烯。

山药

抑制细胞癌变

抗癌成分分析

➕ 山药中含有的山药多酚，可预防因化学物质侵入体内而引起的肿瘤。

➕ 山药所含有的活性成分可以产生干扰素，这些干扰素能有效增加人体免疫细胞的数量和活力，进而抑制细胞癌变。

➕ 山药中含有的黏液质可以有效增加巨噬细胞的活力，能使淋巴细胞产生抗体，抑制癌细胞的生长，从而提高人体的抗病能力。

➕ 山药中含有的植物雌激素及人体必需的氨基酸，能有效维持骨质和软骨的弹性，对骨癌及骨骼疾病患者非常有益。

➕ 山药中富含的膳食纤维，能够促进肠胃蠕动，加速毒素排出体外，预防便秘，有预防大肠癌及胃癌的作用。

其他功效

➕ 促进内分泌，改善体质。山药中的薯蓣皂素被称为天然的"激素之母"，它能促进内分泌激素的合成，增强皮肤表皮细胞的新陈代谢及肌肤保湿的功能，改善体质。

➕ 止咳益肺。山药含有皂苷、黏液质，具有润滑、滋润的作用。可益肺气、养肺阴，改善肺虚、痰嗽久咳等症。

➕ 降低血糖。山药含有黏液蛋白，有降低血糖的作用，可用于预防及改善糖尿病，是糖尿病患者的食疗佳品。

➕ 滋肾益精。山药含有多种营养素，有强健机体、滋肾益精的作用，大凡肾亏遗精、女性白带多、小便频数等，皆可服用。

抗癌指数：★★★★★
功效：健脾补气、补虚益肾。
性味：性平，味甘。
归经：归脾、肺、肾经。

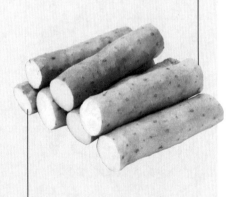

适宜人群：一般人群都可食用；适宜糖尿病、长期腹泻患者。
需注意的人群：大便燥结患者慎食。

抗癌关键成分：
皂苷、山药多酚、膳食纤维。

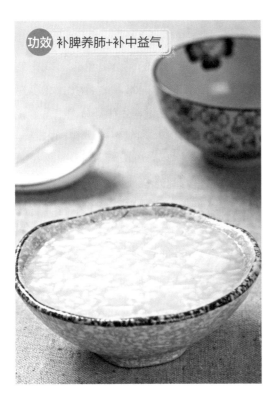

功效 补脾养肺+补中益气

山药粥

材料： 山药300克，糯米50克。

调料： 白糖适量。

做法：

❶ 糯米淘洗干净，入清水中浸泡2小时左右。

❷ 山药洗净，去皮，切成丁。

❸ 锅中加入适量清水及浸泡好的糯米，大火煮沸后转小火煮至粥熟。

❹ 放入山药丁同煮，煮至山药熟透，最后加白糖调味，搅拌均匀即可。

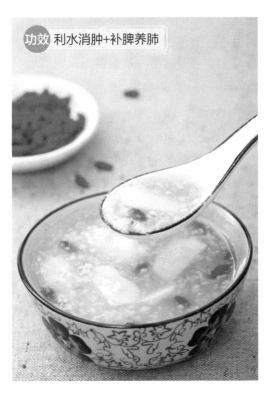

功效 利水消肿+补脾养肺

燕麦山药羹

材料： 山药块100克，薏苡仁30克，燕麦、枸杞子各适量。

调料： 冰糖适量。

做法：

❶ 薏苡仁洗净，入清水中浸泡2.5小时左右。

❷ 锅中加入适量清水，放入薏苡仁、山药块，大火煮沸。

❸ 放入冰糖、燕麦拌匀，待材料熟后放入枸杞子略煮即可。

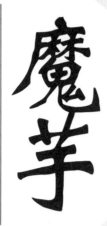

解毒

魔芋

抗癌指数：★★★★★

功效：化痰散积、解毒消肿。

性味：味辛，性寒。

归经：归心经。

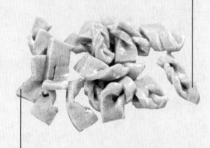

适宜人群：一般人群都可食用；适用于糖尿病患者。

需注意的人群：消化不良的人群每次不宜食用过多。

抗癌关键成分：

魔芋凝胶、膳食纤维、果胶。

❀ 抗癌成分分析

➕ 魔芋中含有丰富的膳食纤维，可以帮助肠胃蠕动，清除体内堆积的毒素，减少对致癌物质的吸收，增强人体抵抗力。

➕ 魔芋凝胶可以在肠道中形成各种不同孔径的半透膜，附着在肠道黏膜上，形成一个防卫屏障，阻挡各种有害物质，包括部分致癌物质的侵入，从而起到解毒、防癌的作用。

➕ 魔芋含有丰富的果胶、氨基酸以及微量元素，可提高人体免疫力。

❀ 其他功效

➕ 延缓餐后血糖升高。魔芋含有可溶性膳食纤维，这种纤维对抑制餐后血糖升高很有效，因而魔芋精粉及其制品都是糖尿病患者的理想降糖食品，食用后可减轻胰岛负担。

➕ 减肥。魔芋含有丰富的营养，但热量很低，适合减肥人群食用。

❀ 选购方法

选购袋装魔芋时，需看清包装上的提示，因为魔芋全株有毒，食用时必须进行加工。魔芋在出售时，一般都会放进装有透明液体的袋子中。这种液体可以使魔芋保持碱性，没有马上食用的魔芋可以和这种液体一起放进密闭容器中保存。

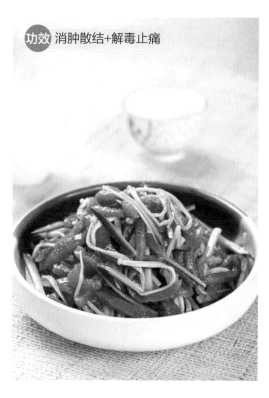

功效 消肿散结+解毒止痛

凉拌魔芋丝

材料： 魔芋条200克，黄瓜丝、金针菇各50克。

调料： 白醋、香油、酱油各1大匙。

做法：

❶ 金针菇去蒂洗净，与魔芋条分别放入开水中氽烫，捞出沥干水分。

❷ 黄瓜丝入碗，加白醋抓拌，腌渍5分钟，捞出冲净，沥干水分。

❸ 将所有材料加香油和酱油拌匀即可。

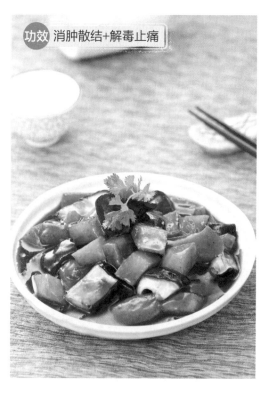

功效 消肿散结+解毒止痛

红烧香菇魔芋

材料： 芋头、香菇、魔芋各100克，葱段适量。

调料： 盐、酱油、白糖、鸡精各适量，高汤1碗。

做法：

❶ 芋头去皮洗净，切块，倒入热油锅中略炸，捞出。

❷ 香菇泡软，去蒂，切块，氽烫后捞出；魔芋洗净，切块。

❸ 油锅烧热，爆香葱段，再加入剩余材料略炒。

❹ 倒入高汤煮沸，调入剩余调料即可。

苹果

预防大肠癌

抗癌指数：★★★★

功效： 生津止渴、润肺除烦。

性味： 性凉，味甘、酸。

归经： 归脾、肺经。

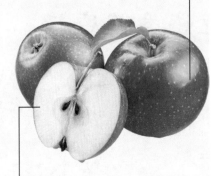

适宜人群： 一般人群都可食用；适宜慢性腹泻、高血压患者。

需注意的人群： 溃疡性结肠炎患者不宜食用。

抗癌关键成分：

果胶、黄酮类、多酚类、花青素、多种矿物质。

✻ 抗癌成分分析

➕ 苹果中含有的黄酮类物质是一种高效抗氧化剂，能够有效预防高脂血症、高血压、高血糖等症的发生，对防癌抗癌也有辅助功效。

➕ 苹果中含有丰富的果胶，它能够促进肠胃蠕动，加速新陈代谢，减少有害物质在大肠内壁的附着时间，从而降低患肠癌的概率。

➕ 苹果中含有的果胶具有保护肠壁、调整胃肠功能的作用，还有消除便秘、稳定血糖、吸附胆汁和胆固醇的作用，能够有效预防高脂血症、高血压、高血糖等，并能清理肠道，预防大肠癌。

➕ 据相关研究证明，苹果中的花青素有抗氧化、防癌的功效。

➕ 苹果中含有丰富的多酚类物质，能够抑制人体内癌细胞增殖，提高人体免疫力，维持身体健康。

✻ 其他功效

➕ 调节体内酸碱平衡。苹果是碱性食物，吃苹果可以迅速中和体内过多的酸性物质，调节酸碱平衡，增强体力和抗病能力。

➕ 稳定血糖。苹果含有苹果酸，苹果酸可以稳定血糖，预防老年性糖尿病。

➕ 防治骨质疏松。苹果含微量元素硼，硼可以大幅度增加血液中的雌激素和其他化合物的浓度，这些物质能够有效预防钙质流失，有助于保持骨密度，预防和缓解骨质疏松。

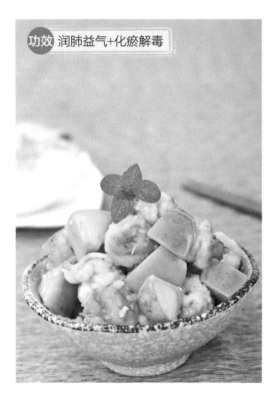

功效 润肺益气+化瘀解毒

苹果虾仁

材料：虾仁300克，苹果1个，鸡蛋（取蛋清）1个，姜、薄荷叶各少许。

调料：水淀粉适量，盐、料酒各少许。

做法：

❶ 姜去皮，洗净，切末；苹果洗净，切块；虾仁用水浸泡后，去虾线，洗净。

❷ 虾仁用盐和料酒腌渍片刻，然后再加入鸡蛋清与水淀粉搅匀。

❸ 油锅烧热，放入姜末爆香，再放入虾仁炒至七成熟，捞起。

❹ 将苹果块放入锅中，倒入虾仁，再用水淀粉勾芡，炒至入味，盛盘后用薄荷叶点缀即可。

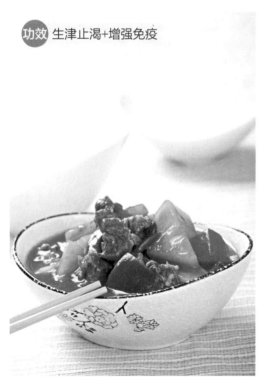

功效 生津止渴+增强免疫

果香牛腩

材料：牛腩600克，苹果1个，菠萝块、洋葱块、胡萝卜块各适量。

调料：高汤800毫升，柳橙汁100毫升，白醋、白糖、水淀粉各2大匙，番茄酱1大匙，盐适量。

做法：

❶ 牛腩洗净，切块；苹果去皮，洗净后切块。

❷ 牛腩块入沸水中汆烫至变色，捞出。

❸ 油锅烧热，炒香洋葱块，放入牛腩块略炒。倒入高汤煮沸，放入胡萝卜块、苹果块、菠萝块、柳橙汁和白糖再次煮沸，淋入白醋，再放入番茄酱和盐，煮至入味后用水淀粉勾芡即可。

山楂

预防大肠癌

❀ 抗癌成分分析

⊕ 山楂有杀菌和收敛作用，可预防大肠癌。

⊕ 山楂含有丰富的蛋白质、氨基酸以及钠、钾、锰等矿物质，能增强人体的抵抗力，降低患癌症的风险。

⊕ 山楂中的黄酮类化合物牡荆素是一种抗癌作用较强的药物，对癌细胞在体内生长、增殖和转移均有一定的抑制作用。

⊕ 鲜山楂中维生素E的含量也很丰富，能抑制自由基对人体的损害，而且还能抵御外界对肌肤的伤害，防止皮肤松弛，减少黄褐斑的生成，降低患皮肤癌的概率。

❀ 其他功效

⊕ 健胃消食。在日常生活中，山楂是常用的消食药，可改善胸腹胀满、消化不良等症，对食用过多肉类而导致的积食有较好的辅助食疗作用。

⊕ 活血化瘀，解酒化痰。山楂自古以来就是活血化瘀、解酒化痰的良药。《随息居饮食谱》中记载，山楂能够"醒脾气，消肉食，破瘀血，散结消胀，解酒化痰，除疳积，止泻痢。"

⊕ 调血脂。山楂含有的黄酮类等药物成分，具有降压和增强心肌的功能，同时还可以调节血脂及胆固醇含量。

⊕ 抗衰老。山楂含有丰富的黄酮类、维生素C及胡萝卜素等物质，能抑制体内氧自由基生成，对提高免疫力、延缓衰老有良好的效果。

抗癌指数：★★★★

功效：开胃消食、活血化瘀。

性味：性微温，味酸、甘。

归经：归脾、胃、肝经。

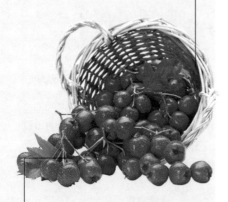

适宜人群：一般人群都可食用；适宜癌症、心血管疾病患者。

需注意的人群：孕妇、脾胃虚弱者、血糖过低者以及小儿慎食。

抗癌关键成分：

B族维生素、维生素C、胡萝卜素、三萜类物质、牡荆素。

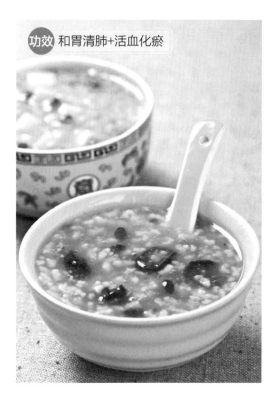

功效 和胃清肺+活血化瘀

山楂大米红豆粥

材料： 红豆55克，大米50克，山楂30克。

调料： 红糖30克。

做法：

❶ 红豆洗净，入温水中浸泡8小时。

❷ 大米淘洗干净，入清水中浸泡30分钟左右；山楂洗净，去核，切片。

❸ 锅置火上，加入适量清水，然后放入浸泡好的红豆，煮15分钟左右。

❹ 放入浸泡好的大米和山楂片，大火煮沸后转小火煮25分钟，最后放入红糖调匀，煮至化开即可。

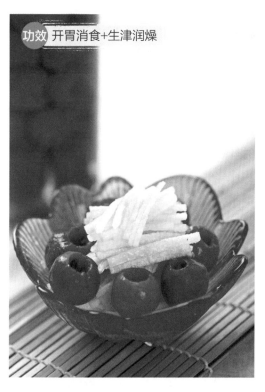

功效 开胃消食+生津润燥

红果梨丝

材料： 雪梨2个，山楂100克。

调料： 白糖适量。

做法：

❶ 山楂洗净，放入温水中浸泡30分钟，捞出去核。

❷ 雪梨洗净，去皮切丝，放入盘内。

❸ 锅内加适量清水煮沸，放入白糖煮至溶化，放入山楂，熟透后捞出凉凉，摆在梨丝盘中即可。

橘子

有抗氧化效果

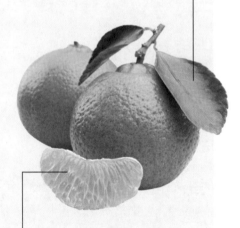

抗癌指数：★★★★

功效： 开胃理气、生津止渴。

性味： 性温，味甘、酸。

归经： 归肺、胃经。

适宜人群： 一般人群都可食用。

需注意的人群： 由风寒引起的咳嗽患者不宜多吃。

抗癌关键成分：

β-胡萝卜素、果胶、维生素C、类黄酮、纤维素、诺米林。

抗癌成分分析

➕ 橘子中含有丰富的果胶及水溶性纤维素，能促进肠胃蠕动，有助于清除体内致癌物与废物的沉积，预防癌症发生。

➕ 橘子皮中含有生物类黄酮，具有抗氧化效果，可增强免疫力，对于防癌有帮助。

➕ 橘子中含有丰富的维生素C，不仅能够防止自由基对人体的伤害，还能增强白细胞吞噬细菌的能力，增强人体免疫力，预防癌症。

➕ 橘汁中含有一种名为"诺米林"的物质，具有抑制癌细胞的能力，对癌症有一定的预防作用。

其他功效

➕ 美容，消除疲劳。橘子富含维生素C与柠檬酸，具有美容、消除疲劳的作用。

➕ 预防心脑血管疾病。橘子含有生理活性物质皮苷，因此可降低血液的黏稠度，减少血栓的形成，所以对脑血管疾病、脑卒中等有较好的预防作用。

➕ 通经络。橘瓣上的筋膜称为橘络，具有通经络、消痰积的作用，可以缓解、辅助治疗气管炎的症状，此外，还可以使气管扩张，有利于排痰。另外，对支气管上皮组织有修复功能，并可促进炎症的痊愈。

选购方法

选购橘子时，以中等大小、颜色橙红或橙黄、皮光滑、底部有灰色小圆圈，用两手指轻压，弹性好的为佳。此外，橘子置于阴凉通风处，一般可保存2～4周。

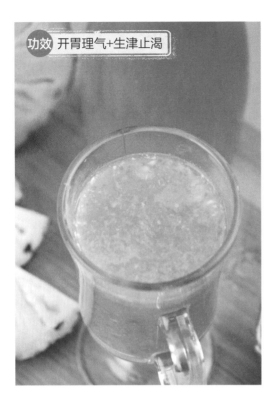

橘子菠萝汁

材料：新鲜橘子3个，菠萝适量。

调料：白糖2小匙。

做法：

❶ 将新鲜橘子剥皮，橘皮洗净，用沸水氽烫熟，捞出，切小丁。

❷ 菠萝洗净，去皮，切块。

❸ 将橘子、橘皮和菠萝块放入榨汁机中，完成后倒入容器。

❹ 加白糖调味即可。

橘味海带丝

材料：干海带260克，橘皮30克。

调料：老抽、醋、白糖、味精、香油各适量。

做法：

❶ 将海带放入清水中浸泡6个小时，捞出洗净，切成细丝。

❷ 海带丝放入蒸锅内，蒸约20分钟，取出凉凉，装入盘中，加老抽、香油、白糖、味精拌匀。

❸ 将橘皮洗净，放入沸水中氽烫一下，捞出沥干，凉凉后切成丝，放入碗中加醋拌匀，倒入海带丝盘中拌匀即可。

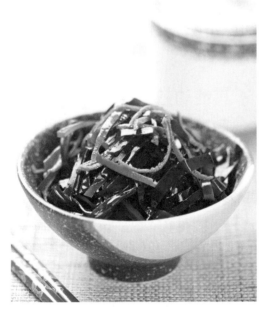

柠檬

增强免疫力

抗癌指数：★★★★★
功效：化痰止咳、生津健胃。
性味：性凉，味甘、酸。
归经：归肺、胃经。

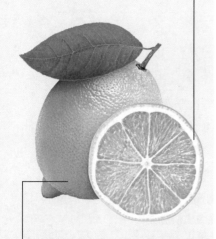

适宜人群：一般人群都可食用；适宜维生素C缺乏者、高血压患者。
需注意的人群：胃溃疡、糖尿病患者慎食。

抗癌关键成分：
维生素C、有机酸、类黄酮、橙皮苷。

✿ 抗癌成分分析

➕ 柠檬所富含的维生素C能促进各种组织和细胞间质的生成，并保持其正常的生理功能，对预防感冒、刺激造血和预防癌症有一定效果。

➕ 柠檬含生物类黄酮素，如橙皮苷、槲皮素，这些物质可以收缩血管，促进代谢，消除水肿，还可以抑制癌细胞的复制过程，达到防癌的功效。

➕ 常吃烧烤类食物，易增加人体患癌概率。但若配上柠檬汁，则可消除大部分过氧化物，从而降低患胃癌、食管癌等癌症的概率。

➕ 柠檬可有效消除自由基对人体的伤害，对改善血液循环、增强记忆力、提高脑部活力、增加免疫力、延缓老化有很好的作用，这些作用可以提高人体免疫系统的功能，预防癌症的侵袭。

➕ 柠檬能净化血液，改善血质，而且可以提高消化能力，促进新陈代谢，分解多余脂肪，有效增强机体体质，从而达到防癌抗癌的效果。

✿ 其他功效

➕ 杀菌。柠檬含有烟酸和丰富的有机酸，有很强的杀菌作用。

➕ 预防肾结石。柠檬汁中的柠檬酸盐，能够抑制钙盐结晶，从而阻止肾结石的形成，甚至可将已形成的结石溶解掉，所以，食用柠檬能有效预防和缓解肾结石。

➕ 消除疲劳，振奋精神。柠檬富有香气，疲劳时喝一杯柠檬汁，能让人精神一振。

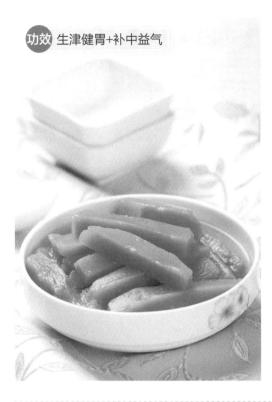

柠檬南瓜条

材料： 南瓜600克，鲜柠檬半个。

调料： 白糖适量。

做法：

❶ 南瓜去皮、瓤，洗净后切成条，放入锅内蒸熟，盛在盘内凉透。

❷ 柠檬洗净，取汁。

❸ 将柠檬汁和白糖调匀，浇在南瓜条上静置10分钟即可。

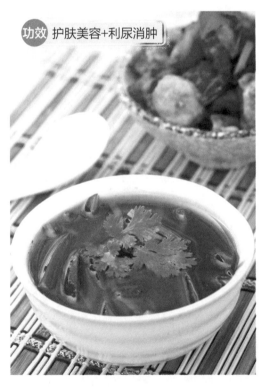

功效 护肤美容+利尿消肿

柠檬海带西红柿汤

材料： 鲜柠檬2个，西红柿50克，水发海带250克。

调料： 奶油1大匙，老抽、盐、高汤各适量。

做法：

❶ 西红柿洗净，去皮，取汁；柠檬洗净，取汁；将水发海带洗净，切成丝。

❷ 将海带丝放入高汤中煮5分钟捞出，沥干。

❸ 将高汤倒入净锅中，加入奶油、老抽、盐、鲜柠檬汁、西红柿汁。

❹ 倒入海带丝，煮熟后倒入碗内即可。

增强细胞活性

木瓜

抗癌指数：★★★★

功效：开胃理气、养心安神。

性味：性温，味甘、酸。

归经：归肝、脾经。

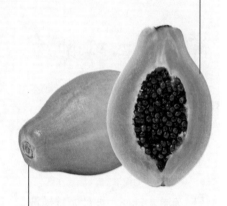

适宜人群：一般人群都可食用；适宜消化不良、肥胖者。

需注意的人群：孕妇不宜食用。

抗癌关键成分：

木瓜蛋白酶、β-胡萝卜素、木瓜碱、维生素C、膳食纤维、酒石酸。

✾ 抗癌成分分析

➕ 木瓜中含有丰富的维生素C，能够有效阻止致癌物质亚硝胺的合成，进而预防多种消化道癌症的发生。

➕ 红肉木瓜富含番茄红素，黄肉木瓜富含β-胡萝卜素，二者都是抗氧化剂，能够增强身体抵抗力，且能有效防止自由基对细胞的伤害，有防癌效果。

➕ 木瓜中含有的木瓜碱有抗肿瘤的作用，可有效增强淋巴细胞的活性。

➕ 木瓜中含有的酚类化合物，可以有效抑制肝癌细胞的生长。

➕ 木瓜中含有膳食纤维和酒石酸，能够有效阻止致癌物质亚硝胺的合成，抑制癌细胞的增生。

✾ 其他功效

➕ 健脾，抗菌杀虫。木瓜中的木瓜蛋白酶可将脂肪分解为脂肪酸；现代医学发现，木瓜中含有一种酶，能消化蛋白质，有利于人体对食物进行消化和吸收，故有健脾消食之功。而木瓜碱和木瓜蛋白酶具有抗结核杆菌及抗寄生虫如绦虫、蛔虫、鞭虫、阿米巴原虫等作用，故常吃木瓜还有助于杀虫抗菌。

➕ 通乳。木瓜中的凝乳酶有通乳作用。

✾ 选购方法

选购木瓜时，一般以大半熟的程度为佳，肉质爽滑可口。购买时用手触摸，果实坚而有弹性者为佳。此外，木瓜不宜在冰箱中存放太久，以免使木瓜长斑点或变黑。

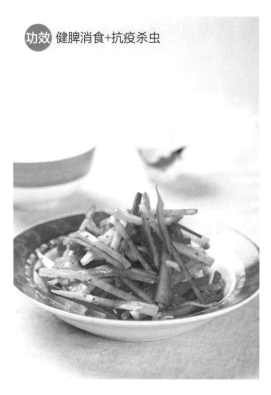

功效 健脾消食+抗疫杀虫

爽口青木瓜

材料：青木瓜1个，青椒、红甜椒各适量。

调料：盐、白醋、辣椒油各适量。

做法：

❶ 青椒、红甜椒均去蒂及籽，洗净，沥干，切成丝。

❷ 青木瓜削皮洗净，去瓜瓤，切丝。

❸ 将青木瓜丝放在大碗内，加盐拌匀，腌渍片刻，用清水冲净，沥干，盛入净碗中。

❹ 在碗中加入青椒丝、红甜椒丝、白醋、辣椒油拌匀即可。

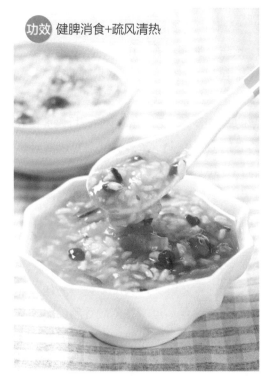

功效 健脾消食+疏风清热

木瓜枸杞子粥

材料：木瓜90克，香米70克，红豆40克，枸杞子、薄荷各适量。

调料：无。

做法：

❶ 香米淘洗干净；红豆淘洗干净，放入水中浸泡3小时。

❷ 木瓜洗净，切开，去皮及籽，取肉，打成蓉。

❸ 薄荷取汁。

❹ 锅置火上，倒入适量清水，放入红豆，大火煮沸后转小火煮15分钟。

❺ 放入香米煮25分钟。

❻ 最后加入木瓜蓉、薄荷汁、枸杞子煮6分钟即可。

香蕉

丰富的免疫活性

抗癌指数：★★★★★

功效： 清热通便、润肺镇咳。

性味： 性寒，味甘。

归经： 归肺、胃、大肠经。

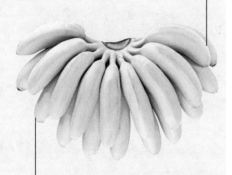

适宜人群： 一般人群都可食用；适用于癌症患者放疗、化疗后，发热口干、烦渴咽干者。

需注意的人群： 胃酸过多、胃痛、消化不良、腹泻者应少吃。

抗癌关键成分：
果胶、镁、蛋白质酶。

✺ 抗癌成分分析

⊕ 香蕉含有丰富的果胶，能引起高渗性的胃肠液分泌，从而将水分吸附到固体部分，使粪便变软易排出，这样可以减少致癌物质附着在肠道内的时间，从而能有效预防大肠癌和直肠癌的发生。

⊕ 实验证明，缺少镁的动物消灭癌细胞的能力大大减弱，从而易患癌症。香蕉含有丰富的镁，因此，食用香蕉有一定的防癌作用。

⊕ 香蕉含有蛋白质酶，可以抑制幽门螺旋杆菌的生长，并可抑制胃酸的分泌，帮助胃黏膜修复，保护胃部不受酸的侵蚀，预防胃病癌变。

✺ 其他功效

⊕ 降低血压。香蕉是高钾、低钠水果，可以排除体内过多的钠离子，以降低血压。

⊕ 预防脚抽筋。香蕉中的钾离子能够防止身体中的电解质不平衡，防止脚抽筋。

⊕ 稳定情绪，减缓压力。香蕉富含一种能帮助大脑产生5-羟色胺的物质，可以促使人的心情变得安宁、快乐，甚至可以减轻疼痛。此外，香蕉能帮助人体制造"开心激素"，减轻心理压力，解除忧郁，睡前吃香蕉，还有镇静的作用。

✺ 选购方法

挑选香蕉时，以表皮金黄者为佳，而果皮上有棕色小点的香蕉最香甜，但是这样的香蕉已经足够成熟、不耐存放，需要尽快吃完。

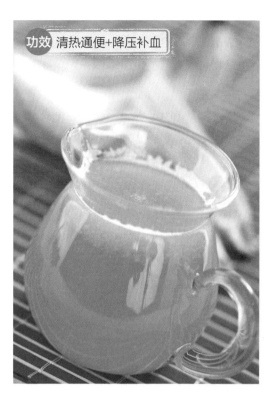

菠菜香蕉豆浆汁

材料：菠菜1小把，香蕉1根，豆浆1杯，花生碎1大匙。

调料：无。

做法：

❶ 菠菜洗净入水氽烫至熟，去根切碎。

❷ 香蕉剥皮，切成2厘米长的段。

❸ 将菠菜碎与香蕉段放进榨汁机中，加豆浆搅拌，汁成后撒入花生碎（可用榨汁机的干磨功能自制）。

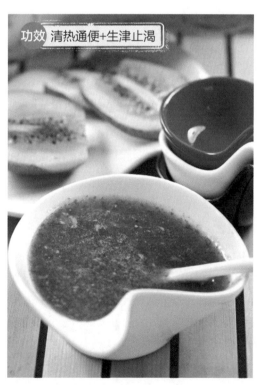

清凉桃香酸果汁

材料：猕猴桃、水蜜桃各1个，香蕉半根。

调料：脱脂酸奶100毫升。

做法：

❶ 将香蕉切片。

❷ 水蜜桃去核，切成丁；猕猴桃去皮，切成丁。

❸ 将香蕉片、水蜜桃丁、猕猴桃丁放入榨汁机中，加入凉开水与酸奶，搅打均匀即可。

葡萄

防止细胞癌变

抗癌指数：★★★★

功效：益气补血、养心安神。

性味：性平，味甘、酸。

归经：归肺、脾、肾经。

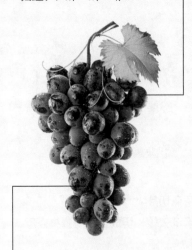

适宜人群：一般人群都可食用；适宜高血压、水肿患者。

需注意的人群：脾胃虚寒、糖尿病患者不宜多吃。

抗癌关键成分：
原花青素、酒石酸、白藜芦醇、类黄酮。

❁ 抗癌成分分析

⊕ 葡萄中含有酒石酸，它能够吸附有致癌作用的物质。

⊕ 葡萄籽与葡萄皮里含有的原花青素，是一种很强的抗氧化剂，可保护机体免受自由基的损害，而自由基是导致癌症、心血管和神经性疾病等的重要诱因，因此常食葡萄有助于预防癌症及心血管疾病等。

⊕ 葡萄中所含的类黄酮是一种强力抗氧化剂，能清除体内自由基，有抗衰老、防癌症的作用。

⊕ 葡萄能有效缓解癌症前期的发炎反应。

⊕ 葡萄皮或葡萄酒中所含的多酚类化合物白藜芦醇是抗癌的重要潜力植物生化素之一，它能抑制异常细胞形成，阻碍癌细胞生长，防止细胞发生老化和癌变。

❁ 其他功效

⊕ 防止低血糖。当人体出现低血糖时，若及时饮用葡萄汁，可很快使症状缓解。

⊕ 预防心脑血管疾病。葡萄能防止血栓形成，并且能降低人体血清胆固醇水平，降低血小板的凝聚，对预防心脑血管疾病有一定作用。

⊕ 改善贫血。葡萄干的糖和铁的含量相对较高，是女性、儿童和体弱贫血者的滋补佳品。

⊕ 抗感染。葡萄含天然聚合苯酚，能与细菌及病毒中的蛋白质结合，使之失去传染能力。

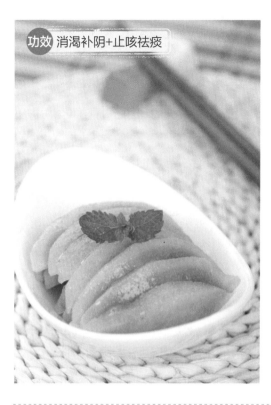

蜜梨葡萄汁

材料： 雪梨1个，薄荷少许。

调料： 葡萄汁500毫升，苹果醋、白糖各适量。

做法：

❶ 雪梨清洗干净，去皮。

❷ 锅置火上，将葡萄汁倒入锅内，再把雪梨放进去，加入白糖煮10分钟，待梨煮软后即可关火。

❸ 待汤汁凉凉后可将雪梨取出，切片、去核。

❹ 再将梨片放入汤汁中浸泡片刻，倒入苹果醋，食用时可将梨片捞出装盘，放薄荷点缀即可。

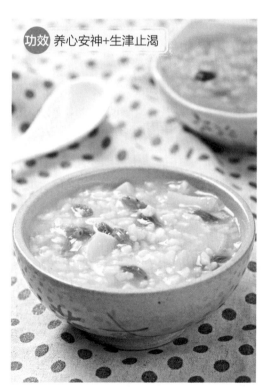

苹果葡萄粥

材料： 大米100克，苹果1个，葡萄干20克。

调料： 蜂蜜适量。

做法：

❶ 大米洗净，沥干；苹果洗净后去籽，切块。

❷ 锅置火上，加入适量清水，然后放入大米和苹果块，大火煮沸后稍微搅拌，然后改中小火熬煮35分钟，最后放入蜂蜜、葡萄干拌匀即可。

无花果

富含硒元素

抗癌指数：★★★★

功效：化痰止咳、生津健胃。

性味：性平、偏寒，味甘。

归经：归肺、脾、大肠经。

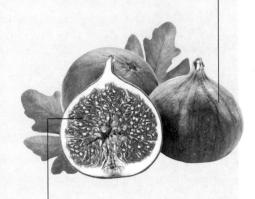

适宜人群：一般人群都可食用；适宜高血压、冠心病患者。

需注意的人群：脂肪肝、腹泻患者不宜多吃。

抗癌关键成分：

补骨脂素、佛手柑内酯、果胶、苯甲醛、膳食纤维、硒。

❋ 抗癌成分分析

➕ 成熟的无花果果实中含有一种芳香物质苯甲醛，这种物质对延缓肿瘤的发展，促使其退化有很大的作用，而且不会伤害正常的细胞。

➕ 无花果含有丰富的硒，硒具有延缓细胞老化，减少身体受癌细胞侵犯的作用。适量食用无花果还可预防前列腺癌。

➕ 无花果中含有多种活性物质，如补骨脂素、大环萜类化合物、香豆素、芳香化合物和佛手柑内酯等。经现代医学研究发现，这些物质具有预防癌症的作用。

➕ 无花果果实中含有的果胶和膳食纤维吸水膨胀后，可以将肠道内吸附的有害化学物质排出体外，具有净化肠道、促进益生菌增殖的作用，从而起到预防肠癌的目的。

❋ 其他功效

➕ 消除疲劳，促进体力恢复。无花果中含有多种人体必需的氨基酸，其中尤以天冬氨酸含量出众。食用无花果，可有效改善疲劳乏力、精神萎靡等。

➕ 预防冠心病，降血压。无花果所含的脂肪酶、蛋白酶、水解酶等有降低和分解血脂的功效，可减少脂肪在血管内沉积，对预防冠心病和降血压有一定的作用。

➕ 消炎消肿。无花果所含的有效营养成分具有抗菌消炎、润肺止咳等作用，经常食用无花果，可有效改善咳喘、咽喉肿痛等症。

❋ 抗癌成分分析

✚ 哈密瓜富含的维生素C能阻止癌细胞的形成，此外，哈密瓜所含有的果胶与纤维质能降低血液中胆固醇的含量，一定程度上可以预防癌症。

✚ 哈密瓜中含有一种丰富的抗氧化剂类黄酮，它能够有效保护我们的身体，预防多种癌症的发生。

✚ 哈密瓜中含有一种特殊的干扰素诱生剂，可以刺激人体产生干扰素，提高人体的免疫能力，发挥抗肿瘤及抗病毒的作用，对预防癌症有一定的功效。

✚ 哈密瓜含有的胡萝卜素，能帮助身体免受自由基的伤害，从而降低癌症的发生概率。

✚ 哈密瓜营养丰富且全面，可提升人体免疫系统功能，所以被列为抗癌蔬果之一。

✚ 哈密瓜中所含有的β-胡萝卜素、维生素C和维生素E等都具有抗氧化性，可抑制癌细胞生长，因此适当吃一些哈密瓜，能达到防癌的效果。

❋ 其他功效

✚ 消暑止渴。哈密瓜有清凉消暑、除烦热、生津止渴的作用，是夏季解暑的佳品。

✚ 缓解发热、中暑。哈密瓜可缓解发热、中暑、口渴、尿路感染等症状。

✚ 消除疲劳，去除口臭。如果常感到身心疲倦、心神焦躁不安或是口臭，食用哈密瓜能使这种症状有所改善。

✚ 提高造血功能。食用哈密瓜对人体造血功能有显著的促进作用。

哈密瓜

营养丰富全面

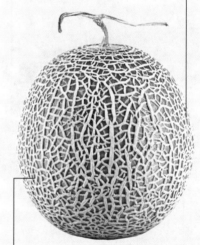

抗癌指数：★★★★

功效：清肺润肠、除烦止渴。

性味：性寒，味甘。

归经：归心、胃经。

适宜人群：一般人群都可食用；适宜中暑、身心疲倦者。

需注意的人群：维生素B_1缺乏病、腹胀等患者不宜多食。

抗癌关键成分：

类黄酮、胡萝卜素、维生素C、维生素E。

猕猴桃

预防大肠癌

抗癌指数：★★★★★
功效：生津润燥、清热止渴。
性味：性寒，味甘、酸。
归经：归肾、胃、膀胱经。

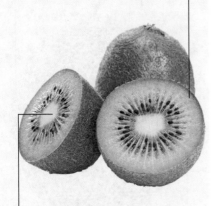

适宜人群：一般人群都可食用；
适宜高血压、心血管疾病患者。
需注意的人群：慢性胃炎、风寒
感冒患者不宜食用。

抗癌关键成分：
膳食纤维、果胶、单宁酸、维生
素C。

☸ 抗癌成分分析

➕ 猕猴桃中所含的单宁酸，能保护正常细胞表皮，强化人体细胞的抗癌能力，阻断病毒等有害物质的侵入。

➕ 猕猴桃富含维生素C，作为一种抗氧化剂，维生素C能有效阻止致癌物质亚硝胺在体内的形成，从而减少胃癌、食管癌、大肠癌及肝癌的发生。

➕ 猕猴桃中膳食纤维的含量十分丰富，它可以促进肠道蠕动，降低大肠癌的发病率。

➕ 猕猴桃中所富含的可溶性膳食纤维与果胶，能抑制有害细菌繁殖，因此对预防大肠癌有很好的效果。

☸ 其他功效

➕ 预防心脑血管疾病。猕猴桃中所含的维生素C可用来辅助治疗和预防维生素C缺乏，还能促进人体胆固醇和三酰甘油加速转化为胆酸，降低血液中胆固醇含量，有缓解动脉粥样硬化、冠心病和脑出血的特殊功效。

➕ 解毒，改善肝功能。猕猴桃可作为汞的解毒剂，使血汞下降，改善肝功能。

➕ 安胎，防止胎儿畸形。猕猴桃含有丰富的叶酸，叶酸是构筑健康体魄的必需物质之一，能预防胚胎神经管畸形。

☸ 选购方法

选购时，一般以个大，肉质细腻，汁多香浓，果实表面毛少者为佳。

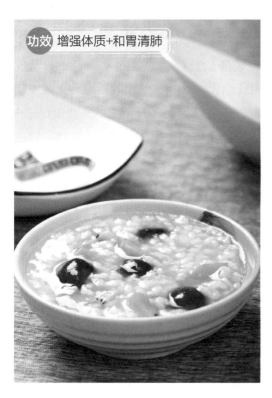

猕猴桃蜜枣粥

材料： 大米100克，蜜枣30克，猕猴桃1个。

调料： 冰糖适量。

做法：

❶ 大米淘洗干净，入清水中浸泡1小时；梨去皮，去核，切块；猕猴桃去皮，切块。

❷ 锅置火上，放入适量清水及浸泡好的大米，大火煮沸后，转小火熬煮成粥。

❸ 加入冰糖调味，最后将蜜枣、梨块、猕猴桃块（新鲜水果高温烹煮会使维生素C流失，因此要后放）置于粥上即可。

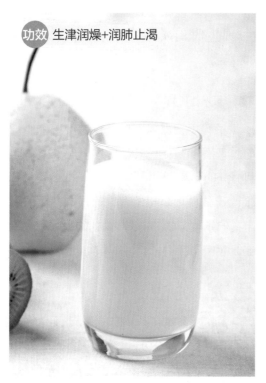

雪梨猕猴桃豆浆

材料： 黄豆50克，雪梨、猕猴桃各1个。

调料： 白糖适量。

做法：

❶ 黄豆加水泡至软，捞出洗净。

❷ 雪梨洗净，去皮、核，切块；猕猴桃洗净，去皮切块。

❸ 将黄豆、雪梨块、猕猴桃块放入豆浆机中，加入适量水煮成豆浆，过滤后加入白糖调味即可。

草莓

抑制癌症发生

抗癌指数：★★★★
功效：消暑解热、生津止渴。
性味：性凉，味甘、酸。
归经：归脾、胃、肺经。

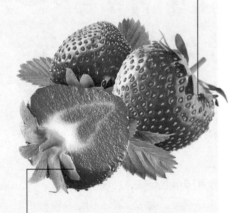

适宜人群：一般人群都可食用；适宜癌症、咽喉肿痛、腹泻者。

需注意的人群：尿路结石患者不宜多吃。

抗癌关键成分：
维生素C、鞣花酸、果胶、膳食纤维、胡萝卜素。

❋ 抗癌成分分析

➕ 硝酸盐及亚硝酸盐通常存在于腌渍或加工食品中，被人体吸收后会转化成亚硝胺，引发癌症，而草莓中的维生素C能够阻止亚硝胺的生成，并能消除体内的自由基，增强人体免疫力，防止癌症的发生。

➕ 草莓中含有鞣花酸，鞣花酸不仅可以抑制食管癌、肝癌、皮肤癌，还可以抑制由吸烟等诱发的肺癌。

➕ 草莓中含有丰富的胡萝卜素，可维持正常上皮组织的分化，防止细胞癌变，并且能够预防由病毒引发的癌症。癌症患者在放疗或化疗后，胡萝卜素也能抑制癌细胞的增生，降低癌症复发的概率。

➕ 草莓中含果胶及膳食纤维，二者均有刺激肠胃蠕动、加速消化、促进排便的作用，这样可以减少致癌物质附着在肠道内的时间，从而能有效预防大肠癌和直肠癌的发生。

❋ 其他功效

➕ 保护视力，保养肝脏。草莓中所含的胡萝卜素是合成维生素A的重要物质，具有明目养肝的作用。

➕ 改善贫血。草莓中含铁量很高，再加上丰富的维生素C，可以帮助铁的吸收，改善贫血症状。

❋ 选购方法

选购草莓时，以果粒完整、富有光泽、红熟、艳丽、无外伤、无病虫害者为佳。

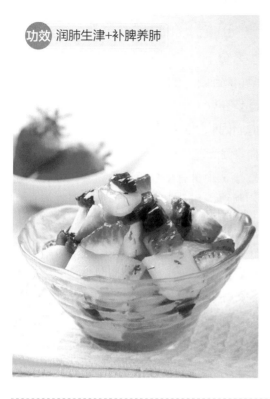

双果山药

材料：山药500克，蜜枣丁、草莓丁各适量。

调料：白糖、蜂蜜各适量，桂花糖酱2小匙，盐、白醋各少许。

做法：

❶ 山药去皮，洗净切块。

❷ 将山药块放入沸水中汆烫，捞出冲凉，沥干。

❸ 锅内加入清水煮沸，下入蜂蜜、白糖、盐、白醋、桂花糖酱熬成味汁。

❹ 将山药块、蜜枣丁、草莓丁放入味汁中拌匀入味即可。

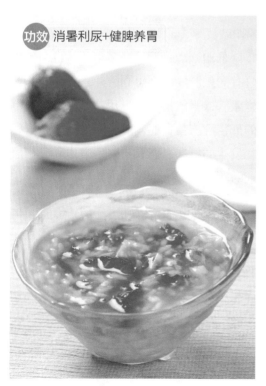

草莓糯米粥

材料：糯米100克，草莓80克。

调料：冰糖适量。

做法：

❶ 糯米淘洗干净，用水先泡1小时；草莓洗净，切块。

❷ 锅中倒入适量清水，放入糯米，大火煮开后转小火煮28分钟，然后加入草莓块、冰糖再煮约3分钟。

❸ 盛出凉凉即可。

蓝莓

含有抗癌物质

功效：开胃理气、养心安神。

性味：性凉，味酸、甘。

归经：归心、大肠经。

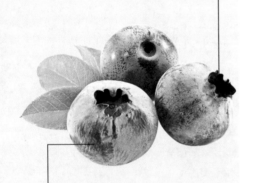

适宜人群：一般人群都可食用；适宜心脏病患者。

需注意的人群：腹泻时慎食。

抗癌关键成分：

花青素、多酚类、果胶、硒、类黄酮。

❋ 抗癌成分分析

⊕ 蓝莓中含有硒，具有抗癌的功效，可以阻止癌细胞扩散。

⊕ 蓝莓含有丰富的果胶，能有效降低体内的胆固醇，对防止动脉粥样硬化，促进心血管健康有好处。

⊕ 蓝莓中含有生物类黄酮物质，可有效地抑制自由基对人体的伤害，从而降低心脏病、癌症和其他多种疾病的发生概率。

⊕ 蓝莓中含有的花青素是一种抗氧化物质，能够在一定程度上抑制皱纹的形成。另外，花青素还具有增强免疫球蛋白以及吞噬细胞活性的功能，能提升人体免疫力，进而有助于防癌。

❋ 其他功效

⊕ 明目护眼。蓝莓富含胡萝卜素，具有缓解眼睛疲劳、干涩，明目护眼的功效。

⊕ 降低胆固醇，预防脑卒中。蓝莓中除了含有的果胶能降低胆固醇外，其含有的花青素有很强的抗氧化作用，能降低血液中的低密度脂蛋白胆固醇，降低动脉粥样硬化发生的概率，还有预防脑卒中和高脂血症的功效。

❋ 选购方法

选购蓝莓时，一般以圆润、大小均匀且表皮细滑者为佳。好的蓝莓味道酸甜，无果核；选购时，可以用手捏捏，果实结实者较好。

癌症患者须知

　　癌症是一种需要较长时间来治疗与恢复的疾病，患者在接受医院正规治疗的同时，自己也要进行学习，积极地巩固治疗效果。癌症患者在面对疾病时，应克服恐惧，理性、积极地面对癌症。

　　患者须知一：了解癌症的基础知识。包括生活常识和医学常识。比如针对自身病情的最有效疗法，该种癌症的5年存活率等，简单说就是对自己的病情进行合理地评价，做出定位。

　　患者须知二：具体了解中西医关于治疗癌症的知识。对两种治疗方法都要有一个较全面的了解，然后对治疗中可能发生的不适症状做出合理的应对方案。

　　患者须知三：患者可以制作自己的小诊治档案。这个档案不仅包括诊病记录、检查报告、治疗方案，而且包括的生活状态，吃、喝、拉、撒、睡等情况，这样在换医院或换医生的情况下，就可以避免重复治疗，而且节省了时间和金钱。

　　患者须知四：对自己的病情要心里有数。在掌握一些知识的情况下，了解每一次治疗自己可能达到的治疗效果，不要盲目地相信癌症很快会治愈，要客观并从容应对。

　　患者须知五：要有信心，可以学习一些抗癌成功者的经验与教训，完善自己的治疗方案。

　　患者须知六：治疗时应选择正规的医院，选择一位自己信赖的医生，并在医生的指导下，积极配合治疗，制定自我康复的生活和饮食规律。

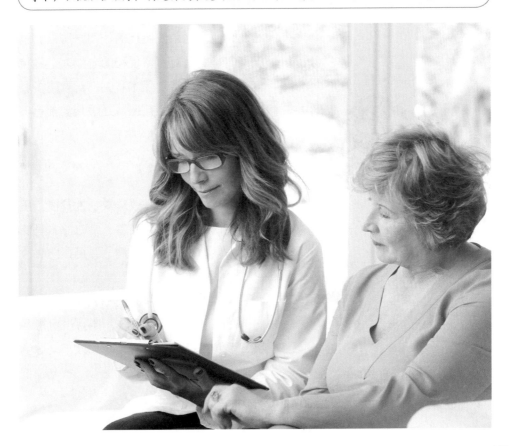

黑木耳

菌藻类

清除体内杂质

抗癌指数：★★★★

功效：补气养血、润肺止咳。

性味：性平，味甘。

归经：归胃、肺、肝经。

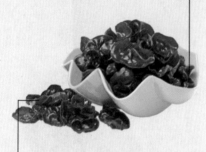

适宜人群：一般人群都可食用；适宜结石症、心脑血管患者。

需注意的人群：腹泻者少食。

抗癌关键成分：

铁、锌、硒、β-胡萝卜素、维生素A、膳食纤维、胶质。

✺ 抗癌成分分析

➕ 黑木耳中的胶质可以吸附残留在人体消化系统内的灰尘、杂质，并使其集中起来排出体外，从而起到清胃涤肠的作用，还能化解胆结石、肾结石等内源性异物，防止胆囊癌和肾癌的发生。

➕ 黑木耳中含有丰富的锌，锌能参与人体内核酸、蛋白质的合成，是肾上腺皮质激素的固有成分，为人体生长发育的重要物质，常吃可预防前列腺肿瘤。

➕ 黑木耳中含有大量的膳食纤维和胶质，能够促进胃肠蠕动，加快肠道中脂肪食物的排泄，减少食物中脂肪的吸收，从而预防肥胖；同时，有利于体内大便中有毒物质的及时清除和排出，从而起到预防直肠癌及其他消化系统癌症的作用。所以，老年人，特别是有习惯便秘的老年人，坚持食用黑木耳，常食黑木耳粥，对预防多种老年疾病、防癌、抗癌、延缓衰老都有良好的效果。

✺ 其他功效

➕ 美容养颜，预防和改善缺铁性贫血。黑木耳中铁的含量极为丰富，常吃黑木耳能养血驻颜，令人肌肤红润，并可预防和改善缺铁性贫血。

➕ 预防血栓，改善动脉粥样硬化和冠心病。黑木耳含有维生素K，能减少血液凝块，预防血栓形成，有预防和改善动脉粥样硬化和冠心病症状的作用。

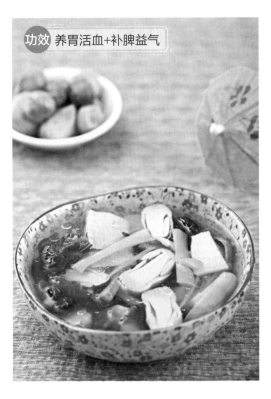

功效 养胃活血+补脾益气

菌菇汤

材料： 水发黑木耳、鲜草菇各50克，冬笋、菜薹各适量。

调料： 高汤1000毫升，胡椒粉、白糖、盐、味精各适量。

做法：

❶ 鲜草菇、黑木耳分别去蒂洗净，切片；冬笋去皮洗净，切片；菜薹洗净，切段。

❷ 锅中加部分高汤煮沸，放入黑木耳片、草菇片、冬笋片、菜薹段煮片刻后捞出，放入碗中。

❸ 净锅置火上，加入余下的高汤，调入白糖、胡椒粉、盐、味精煮沸，倒入做法❷的碗中即可。

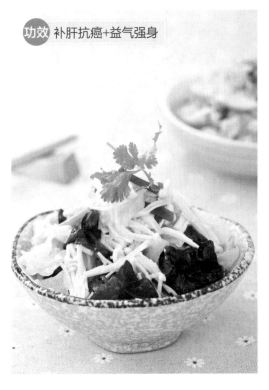

功效 补肝抗癌+益气强身

金针菇炒双耳

材料： 金针菇200克，水发黑木耳、水发银耳各100克，葱、姜各少许。

调料： 鸡汤半小碗，盐1小匙，味精半小匙，香油适量。

做法：

❶ 水发银耳和水发黑木耳洗净，切片；葱、姜去皮，洗净，切细丝；金针菇去蒂，清洗后切段。

❷ 金针菇放清水中浸泡10分钟，洗净，沥干。

❸ 油锅烧热，放入葱丝、姜丝炒香，放入黑木耳片、银耳片翻炒。

❹ 加入金针菇、鸡汤、盐、味精翻炒几下，淋上香油即可。

香菇

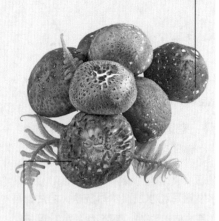

抗癌指数: ★★★★★
功效: 补肝益肾、健脾养血。
性味: 性平,味甘。
归经: 归脾、胃、肝经。

适宜人群: 一般人群都可食用;适宜癌症、高血压、糖尿病、便秘等患者。
需注意的人群: 痛风、顽固性皮肤瘙痒患者不宜食用。

抗癌关键成分:
香菇多糖、膳食纤维、硒。

❋ 抗癌成分分析

➊ 香菇含有的天然抗菌素可抑制病毒或细菌繁殖,是一种天然的保健食物。另外,香菇中含有大量的膳食纤维,能促进肠胃蠕动,将致癌物等有害物质及时排出体外,具有预防大肠癌和直肠癌的作用。

➊ 香菇中含有一种特殊的调节免疫功能的蛋白质,能刺激人体抑制癌化细胞的增殖,增强淋巴细胞活性,强化身体免疫防御机制,减少体内自由基的产生,从而维持细胞的正常运行。

➊ 香菇中所含的 β-葡萄糖苷酶是一种干扰素的诱导剂,能诱导体内干扰素的产生,增强人体对癌症的抵抗力,从而起到预防癌症的作用。

➊ 香菇中的菌盖部分含有双链结构的核糖核酸,此物质进入人体后,会产生具有抗癌作用的物质。

➊ 医学研究发现,香菇中含有特殊的化学成分,可以抑制乳腺癌细胞生长,因此每天食用少量的香菇,可起到预防癌症的辅助作用。

➊ 研究发现,香菇中多糖与硒的含量都特别丰富,可促进体内合成具有抗癌作用的成分,提高T细胞活力,增强人体免疫功能,防止癌细胞对人体的伤害。

❋ 其他功效

➊ 降血压,降血脂,降胆固醇。香菇中含有嘌呤、胆碱、酪氨酸、氧化酶以及某些核酸物质,能起到降低血压、胆固醇、血脂的作用。

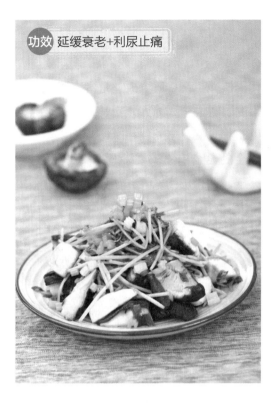

豆苗拌香菇

材料：香菇160克，豆苗80克，蒜、葱各10克，芹菜末少许。

调料：盐、胡椒粉各适量。

做法：

❶ 将豆苗清洗干净，放入沸水中略汆烫，捞出，沥干。

❷ 香菇洗净切块，放入沸水中汆烫至熟；蒜去皮，切碎；葱切末。

❸ 热锅，加入适量橄榄油烧热，下入蒜碎、葱末炒香，再加入香菇块、盐、胡椒粉炒匀。

❹ 离火，加入芹菜末和豆苗拌匀即可。

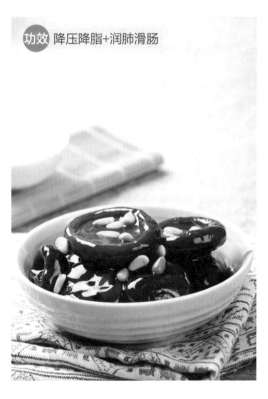

松子香菇

材料：香菇200克，松子仁100克，葱段、姜片各适量。

调料：清汤、盐、味精、白糖、料酒、水淀粉、香油各适量。

做法：

❶ 香菇洗净，浸泡透，加葱段、姜片、料酒、清汤、盐，放入蒸锅，蒸10分钟，取出凉凉后将香菇去蒂，再取香菇汁，备用。

❷ 将松子仁泡水去皮，放入热油锅中炸至变色，捞出沥油。

❸ 锅内放入香菇汁煮开，关火后加入香菇，调入盐、味精、白糖、水淀粉，最后撒上松子仁，淋入香油即可。

金针菇

预防前列腺肿瘤

抗癌指数：★★★★

功效：补虚益气、防癌抗癌。

性味：性凉，味甘。

归经：归脾、胃经。

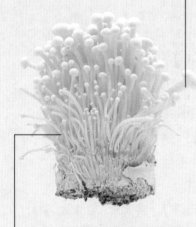

适宜人群：一般人群都可食用；适合中老年人群。

需注意的人群：脾胃虚寒、慢性腹泻人群应少食。

抗癌关键成分：

赖氨酸、朴菇素、B族维生素、维生素E、钾、锌、膳食纤维。

✷ 抗癌成分分析

➕ 金针菇中含有丰富的锌，锌能参与人体内核酸、蛋白质合成，是肾上腺皮质激素的固有成分，为人体生长发育的重要物质，常吃可预防前列腺肿瘤。

➕ 金针菇含有丰富的氨基酸，总量高于蘑菇，尤其是赖氨酸。氨基酸有促进小儿智力发育的功效，是老年人延年益寿、成年人增强记忆力的必需品，被称为"增智菇""益智菇"。氨基酸是人体必需的营养成分，经常食用金针菇可提高人体免疫力，能有效降低患癌症的概率。

➕ 金针菇有抗菌消炎的功效，能减轻重金属和毒素对人体健康的危害，从而达到预防癌症的效果。

➕ 金针菇能有效增强人体内的生物活性，促进人体新陈代谢和营养素的吸收。

✷ 其他功效

➕ 预防多种疾病。金针菇可以抑制血脂升高，降低胆固醇，防治心脑血管疾病。常食金针菇还能预防肝脏疾病和胃肠道溃疡，增强机体正气，防病健身。故非常适于高血压患者、肥胖者和中老年人食用。

✷ 选购方法

金针菇的菌肉呈白色，较薄，菌柄呈黄褐色，是菌类中的"蛋白质库"。不仅味道鲜美，而且营养丰富，是一种不可多得的美食。选购时，一般以金针菇呈现未开伞状、颜色洁白、均匀整齐、菌柄挺直、根部不呈现褐色者为佳。

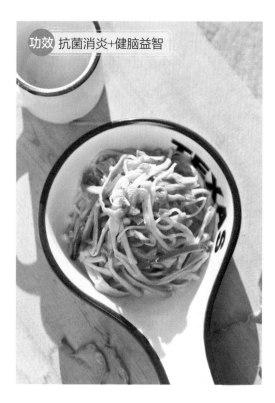

葱油金针菇

材料：金针菇300克，红甜椒10克，姜、蒜各少许，黄花菜、芹菜各适量。

调料：盐少许，老抽适量。

做法：

❶ 金针菇摘去根部洗净；红甜椒洗净，切丝；芹菜洗净，切末；姜、蒜去皮洗净，切末；黄花菜泡发洗净。

❷ 油锅烧热，先用姜末、蒜末爆炒出香味。

❸ 放入金针菇、红甜椒丝、黄花菜滑炒片刻。

❹ 调入盐、老抽，翻炒均匀，撒上芹菜末，起锅装盘即可。

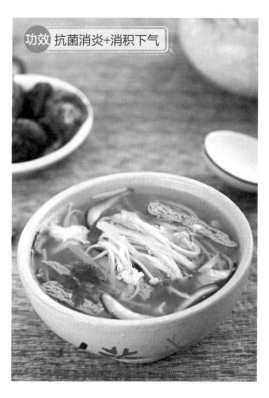

青笋金针汤

材料：金针菇、莴笋丝各100克，豆干丝、香菇丝各50克，鸡蛋1个，香菜段、姜丝各适量。

调料：高汤1000毫升，胡椒粉、水淀粉、老抽、醋、盐、味精各适量。

做法：

❶ 金针菇去根，洗净，撕散；鸡蛋打散。

❷ 金针菇、莴笋丝、豆干丝、香菇丝分别入沸水中氽烫后捞出，沥干。

❸ 油锅烧热，炒香姜丝，倒入高汤、盐、味精、老抽，放入豆干丝、金针菇、香菇丝、莴笋丝煮沸，加胡椒粉搅拌匀，用水淀粉勾芡，调入醋，淋入蛋液，拌匀，撒上香菜段即可。

海带

增强免疫力

抗癌指数：★★★★★

功效：消痰软坚、泄热利水。

性味：性寒，味咸。

归经：归肝、胃、肾经。

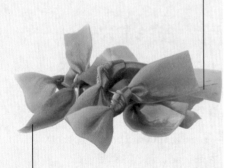

适宜人群：一般人群都可食用；适宜甲状腺肿大、高血压患者。

需注意的人群：脾胃虚寒、甲亢中碘过盛患者不宜食用。

抗癌关键成分：

褐藻胶、褐藻多糖、海藻聚糖、硒、钙、β-胡萝卜素、纤维素。

❋ 抗癌成分分析

➕ 钙是人体必需的营养素之一，是维持生理正常功能所必需的物质。如果体内缺乏钙则很容易使体质变差，进而加大癌症的发生概率。而海带含钙丰富，经常食用，可以预防人体内钙的缺乏，进而降低癌症发生的概率。

➕ 海带中含丰富的褐藻多糖、褐藻胶及海藻聚糖，这些元素可增强机体免疫力，抑制癌细胞增生，对预防大肠癌和乳腺癌有一定作用。

➕ 海带热量较低，而且含有丰富的蛋白质、维生素及钙、铁、镁、碘、硒等矿物质。因此具有增强身体免疫力、美容瘦身、防癌抗癌的功效。

❋ 其他功效

➕ 抗辐射。海带含丰富的褐藻酸钠，具有抗辐射与抗环境污染的作用，经常对着电脑的人群可常食海带。

➕ 泄热利水、消痰散结。海带具有一定的药用价值，其所富含的碘是合成甲状腺激素的主要物质，而"大脖子病"则是因缺碘造成的，因此，海带是此类病患者的最佳食品。

➕ 护发亮发。海带中的碘含量极为丰富，对合成甲状腺素有帮助，而头发的光泽又与体内甲状腺素的水平有关。因此，常吃海带能起到亮发的作用。

➕ 预防心脏病、糖尿病。海带中的蛋白质和不饱和脂肪酸对心脏病、糖尿病有预防作用。

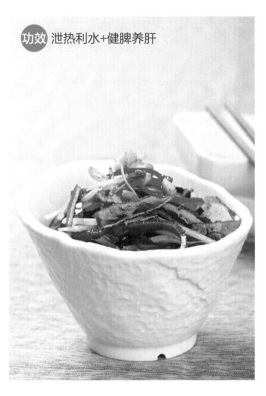

脆拌三样

材料： 海带丝150克，绿豆芽100克，红甜椒1个，葱末少许，蒜泥适量。

调料： A.白醋1小匙；B.香油、盐各半小匙，白糖、辣椒末各1小匙。

做法：

❶ 将海带丝洗净，放入沸水中汆烫至熟，捞入凉开水中，凉透后切段；绿豆芽洗净，汆烫至断生，捞出沥干，加入白醋腌渍5分钟；红甜椒去蒂及籽，洗净后切丝。三者一同盛在盘中。

❷ 将蒜泥、葱末、调料B调匀，淋在做法❶中的盘子里，搅拌均匀即可。

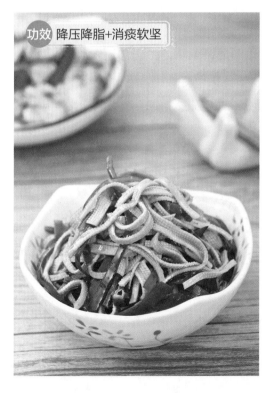

海带炒豆腐皮丝

材料： 水发海带200克，豆腐皮丝100克，葱丝25克。

调料： 盐、白糖、老抽、香油各适量，味精少许。

做法：

❶ 水发海带洗净，切成丝，放入沸水中略汆烫，捞出沥水，上锅蒸熟，取出凉凉，装盘。

❷ 将豆腐皮丝洗净，放入沸水中汆烫。

❸ 油锅烧热，放入葱丝煸香，放入豆腐皮丝。

❹ 将海带丝倒入锅中，再放入老抽、味精、盐、香油、白糖，拌炒均匀即可。

紫菜

增强抗癌活性

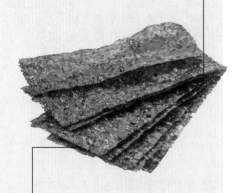

抗癌指数：★★★★★

功效：软坚散结、消炎利水。

性味：性寒，味咸。

归经：归肝、胃、肾经。

适宜人群：一般人群都可食用；适宜甲状腺肿大、慢性支气管炎患者。

需注意的人群：脾胃虚寒者慎食。

抗癌关键成分：

甘露醇、藻胶酸、蛋白质。

❀ 抗癌成分分析

⊕ 在紫菜中有特殊多糖类、蛋白质、脂质、色素及低分子物质，具有增强免疫力及抗癌活性的功效。

⊕ 紫菜中含丰富的藻胶酸，具有抗辐射与抗环境污染的作用，可增强机体免疫力，抑制癌细胞增生，对预防大肠癌和乳腺癌有一定作用。紫菜富含抗癌物质维生素U，经常食用，可防胃癌。

⊕ 紫菜中的藻胶酸还可与放射性元素锶结合成不溶物排出体外，使锶不致在体内引起白血病等，有效预防白血病的发生。

❀ 其他功效

⊕ 清热利尿。紫菜含有一定量的甘露醇，有清热利尿的功效，可辅助治疗水肿。

⊕ 补心养血，促进骨骼、牙齿生长。紫菜中含丰富的钙、铁元素，不仅能改善女性、儿童贫血，而且还可以促进儿童的骨骼、牙齿生长。

⊕ 降低胆固醇，辅助治疗甲状腺肿大等多种病症。根据药理研究证明，紫菜能够有效地降低血液中的胆固醇含量，并可用于辅助治疗甲状腺肿大、淋巴结核、维生素B_1缺乏病等。

⊕ 缓解胃病症状，防老化。紫菜中含有大量的碘、钙、锌、锰等物质以及大量的维生素，被誉为"藻类之冠"，具有防老化、防贫血、缓解夜盲症等功效，同时也是缓解胃溃疡的最佳食品。

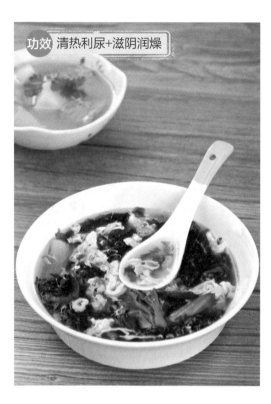

紫菜蛋花汤

材料：鸡蛋1个，紫菜、海米、油菜叶、葱末各适量。

调料：盐适量。

做法：

❶ 鸡蛋磕入碗中，打散；紫菜撕碎，放入碗中；海米入温水中浸泡至软。

❷ 油锅烧热，爆香葱末，倒入适量清水，然后放入海米煮沸。

❸ 接着调入盐，再放入油菜叶，淋入蛋液，转大火煮至蛋花浮起。

❹ 最后倒入紫菜碗中，搅拌均匀即可。

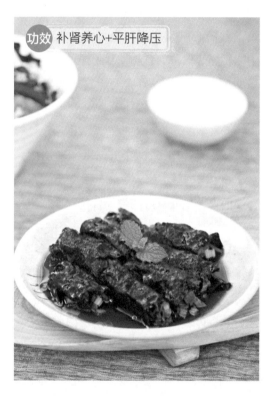

紫菜芹菜卷

材料：芹菜、紫菜各200克，薄荷叶适量。

调料：老抽、香菇精、素高汤各适量。

做法：

❶ 芹菜择洗干净，放入沸水中氽烫断生后捞出，沥干，切丁。

❷ 将紫菜泡软，平铺在案板上，放入芹菜丁卷起来，切成小段，摆盘。

❸ 将调料调成味汁，淋在紫菜卷上。

❹ 点缀上薄荷叶即可。

虾

抑制癌细胞转移

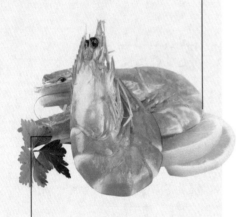

抗癌指数：★★★★

功效：消痰软坚、泄热利水。

性味：性温，味甘、咸。

归经：归胃、肾经。

适宜人群：一般人群都可食用；适宜皮肤溃疡患者。

需注意的人群：过敏性鼻炎、支气管炎患者不宜食用。

抗癌关键成分：

甲壳素、虾红素、钙、维生素 B_1、维生素 B_2、烟酸。

✦ 抗癌成分分析

✚ 虾含有虾红素，有强抗氧化性，可消除自由基，达到预防癌症的作用。

✚ 虾含有丰富的线性高分子多糖甲壳素。甲壳素具有明显的抗癌作用，能抑制癌细胞转移，同时可以保护肝脏，促进肝脏排毒，提高人体免疫力。甲壳素还能修复受损细胞，对于手术后或放、化疗后的患者康复有着积极意义。

✦ 其他功效

✚ 催乳、通乳。虾性温，且含有丰富的蛋白质和钙，因此具有催乳的作用，产后女性乳汁不下时可通过食用虾来进行调理。再喝适量猪蹄汤，效果会更好。

✚ 保护心血管。虾含镁丰富，镁有助于调节心脏活动，降低血压，保护心血管系统，预防心脏病，同时也可降低人体血液中的胆固醇含量，预防动脉粥样硬化。

✚ 缓解小腿抽筋。虾含有丰富的钙，缺钙的人，食用后可有效补钙，对老年女性因缺钙而导致的小腿抽筋也有缓解作用。

✚ 补虚。虾和鱼一样味美肉嫩、易消化，对于身体虚弱以及病后、产后需要调养的女性而言，是非常好的滋补食物。

✦ 选购方法

买虾的时候，要挑选虾体完整、甲壳密集、外壳清晰鲜明、肌肉紧实、身体有弹性，并且体表干燥洁净的。至于肉质疏松、颜色泛红、闻之有腥味的，则不宜食用。

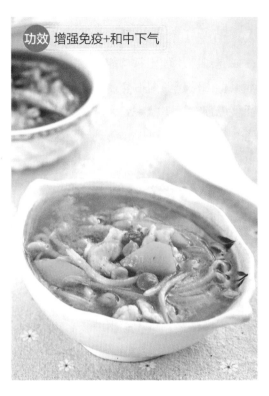

椒豆虾汤

材料： 净虾仁11个，熟豌豆、黄甜椒丝各55克，净黄豆芽100克，蒜片适量。

调料： 盐、生抽、料酒、咖喱酱、咖喱粉、椰浆、白糖各适量。

做法：

❶ 所有材料备齐，洗净。

❷ 油锅烧热，下蒜片爆香，接着放入黄豆芽翻炒片刻，再调入生抽、料酒，然后加入咖喱酱、咖喱粉翻炒至上色。

❸ 放入熟豌豆翻炒均匀，再放入白糖和适量清水，大火煮沸后放入虾仁，倒入椰浆再次煮沸，然后加盐调味，最后在出锅前放入黄甜椒丝略煮即可。

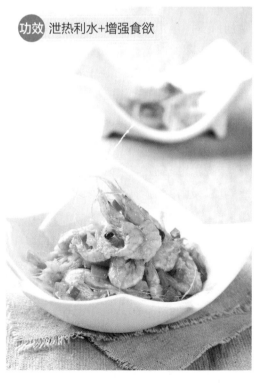

青红小河虾

材料： 小河虾300克，鸡蛋、红甜椒各1个，青椒2个。

调料： 盐、淀粉、花椒水各适量。

做法：

❶ 将青椒、红甜椒分别洗净，切粒；小河虾处理干净。

❷ 鸡蛋磕入碗中打散，加盐、淀粉、花椒水拌匀，放入小河虾腌渍上浆。

❸ 油锅烧热，放入上好浆的小河虾，炒至金黄。

❹ 放入青椒粒、红甜椒粒炒至断生，起锅装盘即可。

螺蛳

避免肝脏受损

抗癌指数：★★★★

功效：软坚散结、消炎利水。

性味：性寒，味甘。

归经：归肝、胃、肾经。

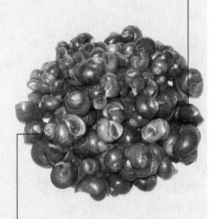

适宜人群：一般人群都可食用；适宜水肿患者。

需注意的人群：脾胃虚寒者禁食。

抗癌关键成分：

烟酸、钙、维生素A。

抗癌成分分析

⊕ 钙是维持生理正常功能所必需的物质。如果体内缺乏钙则很容易使体质变差，进而使癌症的发生概率变大。而螺蛳含钙丰富，适量食用，可以预防钙缺乏，从而降低癌症发生的概率。

⊕ 螺蛳能解乙醇毒性，并在解酒后迅速排泄，常吃螺蛳可避免肝脏受损，大大降低肝癌发生的可能性。

其他功效

⊕ 利水消肿。螺蛳有清热利尿等功效。连壳于锅内炒热，可用于水肿胀满、小便不利、维生素B₁缺乏以及湿热淋证等。

⊕ 减肥瘦身。螺蛳是低热量的食物，是减肥瘦身者的理想食材。

⊕ 提高免疫力，促进生长发育。螺蛳中富含蛋白质，具有维持钾、钠平衡的功效，可消除水肿，提高免疫力。螺蛳还能降低血压，缓解贫血，有利于生长发育。

选购方法

⊕ 挑选螺蛳时，一般以整体形状较圆、壳比较薄、掩盖完整收缩者为佳。新鲜螺蛳的壳呈淡青色，且无破损，无肉溢出；挑选时，可用手小指部在掩盖上轻轻压一下，有弹性的为活螺，反之，则为死螺。

⊕ 晴明节前后，是食用螺蛳的高峰时节，这时候选购螺蛳，可以不用挑选大个的螺蛳，因为晴明时节的螺蛳大多带籽，这时候可以挑选中个或者小个的螺蛳，无籽的概率较高。

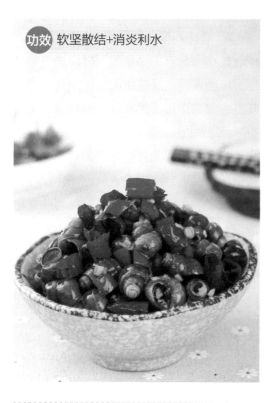

功效 软坚散结+消炎利水

爆炒螺蛳

材料：螺蛳500克，姜末、蒜末、葱花各适量。

调料：花椒、白糖、醋各1小匙，老抽、料酒各2小匙，干辣椒段适量。

做法：

❶ 螺蛳在水中浸泡一天，使其吐尽泥沙再洗净，用钳子夹掉螺蛳尾部。

❷ 油锅烧热，入花椒、干辣椒段、姜末、蒜末爆香，入螺蛳翻炒，调入老抽、料酒、白糖调味，翻炒数下，加醋翻炒至收汁。

❸ 最后撒上葱花，翻炒片刻，出锅盛盘即可。

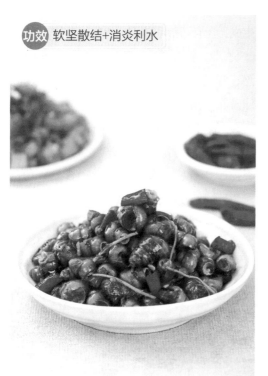

功效 软坚散结+消炎利水

姜丝炒螺蛳

材料：螺蛳500克，姜丝、葱末、蒜末各10克。

调料：料酒、高汤各2大匙，豆瓣酱半大匙，老抽2小匙，盐、鸡精、白胡椒粉各半小匙，干辣椒段少许。

做法：

❶ 螺蛳先用清水养半天，让螺蛳吐净泥沙。用钳子去掉尾部，反复用清水搓洗干净后沥干水分。

❷ 油锅烧热，爆香干辣椒段和豆瓣酱，下入葱末、蒜末、姜丝炒香；倒入螺蛳，大火爆炒约1分钟；烹入料酒、老抽、鸡精、盐，大火翻炒；最后调入白胡椒粉，加高汤一起稍煮片刻即可。

牡蛎

抑制癌细胞增生

抗癌指数：★★★★★

功效：滋阴养血、补脾益胃。

性味：性寒，味咸。

归经：归肝、胃、肾经。

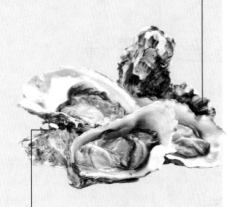

适宜人群：一般人群都可食用；适宜癌症、糖尿病患者。

需注意的人群：脾胃虚寒、慢性腹泻患者慎食。

抗癌关键成分：

鲍灵、锌、硒、牛磺酸。

✿ 抗癌成分分析

✚ 牡蛎中所含有的牛磺酸可以促进胆汁分泌，排除堆积在肝脏中的中性脂肪，提高肝脏的解毒作用，能有效防癌抗癌。牛磺酸还可用作抗癌剂。

✚ 牡蛎含有重要的抗癌物质鲍灵，这是一种糖蛋白，适宜癌症患者放疗、化疗后食用，可增强患者机体免疫力，抑制癌细胞增生，对预防癌症有一定作用。

✚ 牡蛎中的肝糖原与细胞的分裂、再生、红细胞的活性化都有着很深的关系，可以提高肝功能，恢复疲劳，增强体力，防止肝脏发生癌变。

✿ 其他功效

✚ 防治动脉粥样硬化。牡蛎肉含有大量牛磺酸，牛磺酸不但能抑制人体血液中胆固醇的生成，还有防治动脉粥样硬化的功效。

✚ 促乳。牡蛎中的牛磺酸能促进乳汁分泌，哺乳女性食用香油炒牡蛎，可增加乳汁营养，并促进乳汁分泌。

✚ 生精壮阳。现代营养学研究表明，牡蛎含多种矿物质，尤其含锌量高，有"锌的仓库"之称，是各种含锌动物食品之首，对男性的性功能有促进作用。

✿ 选购方法

挑选牡蛎时，以壳色黑白明显者为佳。挑选时，要选择外壳封闭的牡蛎；新鲜的牡蛎在去壳之后的肉质应该有光泽、弹性。

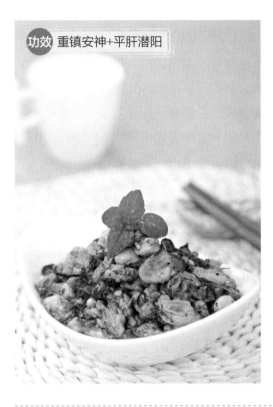

柠檬汁炒牡蛎

材料：牡蛎6个，葱花、姜末各适量，薄荷叶少许。

调料：白酒3大匙，柠檬汁1大匙，盐、胡椒粉各适量。

做法：

❶ 牡蛎放入盐水中浸泡，使其吐尽泥沙，打开，取出牡蛎肉。

❷ 牡蛎肉洗净，沥干，用部分白酒腌渍5分钟。

❸ 油锅烧热，炒香葱花、姜末。

❹ 放入腌好的牡蛎肉，烹入白酒，加柠檬汁、盐、胡椒粉炒熟，盛出装盘后点缀上薄荷叶即可。

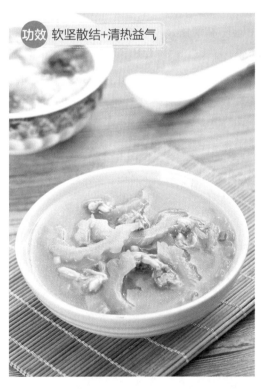

牡蛎苦瓜汤

材料：牡蛎肉150克，苦瓜100克，葱、姜各适量。

调料：盐、味精各适量。

做法：

❶ 苦瓜洗净，切片；牡蛎肉洗净，沥干；葱、姜分别切末。

❷ 砂锅置火上，加入适量清水，煮沸后放入牡蛎肉、姜末，炖煮片刻。

❸ 放入苦瓜片，再次煮沸，然后加盐、味精调味，最后撒入葱末即可。

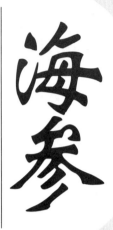

海参

抑制肿瘤细胞

抗癌指数：★★★★★

功效：滋阴养血、补肾益精。

性味：性平，味咸。

归经：归心、肝、肾经。

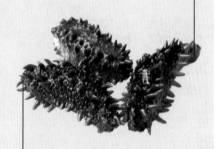

适宜人群：一般人群都可食用；适用于糖尿病患者。

需注意的人群：伤风感冒、对蛋白质过敏者不宜多食。

抗癌关键成分：

海参皂苷、维生素、氨基酸。

☸ 抗癌成分分析

✚ 在海参的体壁、内脏和腺体等组织中含有大量的海参毒素，又称海参皂甙。海参毒素是一种抗毒剂，对人体安全无毒，但能抑制肿瘤细胞的生长与转移，可有效防癌、抗癌。

✚ 海参富含蛋白质、矿物质、维生素等50多种天然珍贵活性物质，可消除疲劳，提高人体免疫力。

✚ 海参体内所含的18种氨基酸能够增强组织的代谢功能，增强机体细胞活力，可促进人体生长发育，增强体质。

☸ 其他功效

✚ 降血压。海参是典型的高蛋白、低脂肪、低胆固醇食物，对高血压、冠心病、肝炎等患者及老年人堪称食疗佳品，常食可预防和缓解动脉粥样硬化，有助于改善高血压和冠心病等疾病。

✚ 养颜、抗衰老。海参所含有的硫酸软骨素是极好的美容物质。海参所含明胶比鱼类多，并含有大量黏蛋白，具有养颜、抗衰老作用。

✚ 滋阴补血、养血润燥。海参在医药上有滋阴补血、壮阳、止痛的功效。

☸ 选购方法

选购时以形体标准、干燥、腹中无沙为佳。海参如果含水多，不但价格不合理，而且容易变质。发泡好的海参可用保鲜膜包好，放入冰箱冷冻室（0℃以下）保存，但不可久储，以免影响质感。

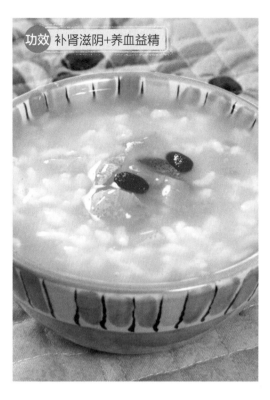

海参粥

材料： 海参50克，大米100克，枸杞子适量。

调料： 米酒1大匙，盐1小匙，胡椒粉半小匙，高汤适量。

做法：

❶ 海参去除内脏，洗净；大米淘洗净，枸杞子洗净，均捞出，备用。

❷ 锅中加水烧热，放入海参、米酒煮沸，捞出海参，浸入冷水中泡凉，捞出，切段。

❸ 另起一锅，加入适量高汤，放入海参段、大米以大火烧开，再以小火熬煮成粥，放入盐、胡椒粉调味，加枸杞子点缀即可。

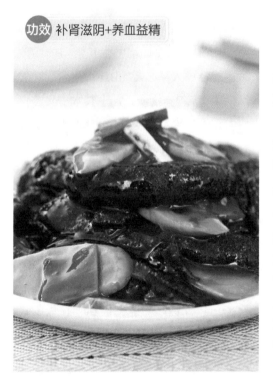

红烧海参

材料： 海参100克，竹笋、胡萝卜各80克，葱1根。

调料： A.高汤150毫升，盐、鸡精、白糖、老抽各半小匙，蚝油1大匙，胡椒粉少许；B.水淀粉3小匙，香油2小匙。

做法：

❶ 海参洗净，切长条；葱切段；竹笋、胡萝卜均洗净，切小片，连同海参一起放入开水中汆烫，取出后过凉，沥干。

❷ 油锅烧热，以小火爆香葱段、竹笋片、胡萝卜片、海参条，加入调料A以大火烧约30秒。

❸ 勾芡，起锅前淋上香油拌匀即可。

饮品类

酸奶

预防肠癌

抗癌指数：★★★★★

功效： 补虚益胃、生津润肠。

性味： 性微寒，味酸。

归经： 归肺、胃经。

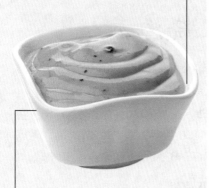

适宜人群： 一般人群都可食用；适宜癌症、高血压患者。

需注意的人群： 腹泻、糖尿病患者不宜食用。

抗癌关键成分：

嗜酸乳杆菌、双歧杆菌、乳酸菌、钙、B族维生素。

❄ 抗癌成分分析

➕ 酸奶中含有多种免疫蛋白与B族维生素，有调节人体免疫系统，增强机体免疫力和抵抗力的作用，从而能很好地抑制肠内致癌物产生，预防癌症发生。

➕ 酸奶中的乳酸菌能消除大肠内腐败菌的繁殖，扫除肠道坏菌，清除肠道内的宿便和毒素，保护胃肠黏膜，从而达到预防肠癌的作用。

❄ 其他功效

➕ 促进消化吸收。酸奶中含有大量的乳酸和有益于人体健康的活性乳酸菌，有利于人体消化吸收，激活胃蛋白酶，增强消化功能，提高人体对矿物质钙、磷、铁的吸收率。

➕ 调节肠道。由于乳酸菌能分解牛奶中的乳糖而形成乳酸，使肠道趋于酸性，抑制易在中性或碱性环境中生长繁殖的腐败菌，还能合成人体必需的B族维生素、叶酸和维生素E等营养物质，加上其本身又富含蛋白质和维生素A，因此年老体弱者常饮酸牛奶十分有益。

➕ 预防骨质疏松。酸奶含有丰富的钙，常食可促进骨骼发育，预防骨质疏松。

❄ 保存方法

酸奶容易变质，最好是现买现吃。酸奶需在4℃下冷藏，而且在保存过程中酸度会不断提高而使酸奶变得更酸，从而影响酸奶的口感。

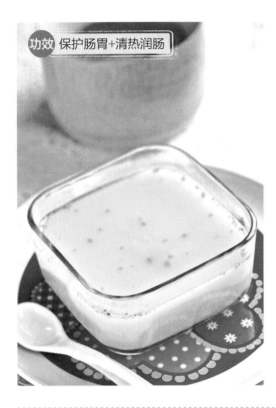

香蕉酸奶汁

材料：香蕉1根，酸奶200毫升，黄豆适量。

调料：无。

做法：

❶ 香蕉去皮，切成小块；黄豆用清水浸泡1.5小时左右。

❷ 将香蕉块、黄豆倒入豆浆机中，加适量水煮成豆浆。

❸ 豆浆放凉后，加酸奶拌匀即可。

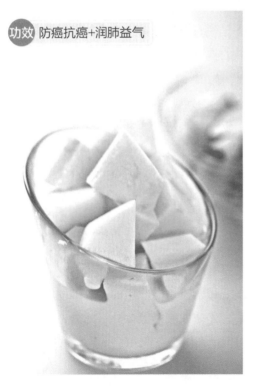

酸奶苹果

材料：苹果2个，酸奶200毫升。

调料：蜂蜜适量。

做法：

❶ 苹果洗净，去皮、核，切成块。

❷ 将酸奶与蜂蜜倒入容器中，搅拌均匀，备用。

❸ 将苹果块放入装有酸奶蜂蜜的容器中，拌匀即可。

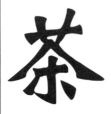

消炎杀菌 茶

抗癌指数：★★★★★

功效：清热解毒、利尿消食。

性味：绿茶性凉，红茶性温，味甘、苦。

归经：归心、脾经。

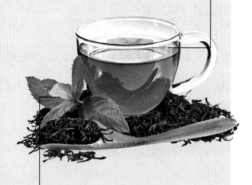

适宜人群：一般人群都可食用；适宜高血压、高脂血症、糖尿病、冠心病患者。

需注意的人群：消化道溃疡患者不宜食用。

抗癌关键成分：

维生素C、茶多酚、儿茶素、鞣酸。

❋ 抗癌成分分析

✦ 茶具有很好的消炎杀菌作用，因此经常饮茶，对预防食管癌、大肠癌、口腔癌都有好处。

✦ 茶中的茶多酚具有防止细胞病变为癌细胞的功效，而且长期吃抗癌药物的患者，适当饮用茶可减轻抗癌药给人体造成的不良反应。

✦ 有研究数据显示，喜好饮茶的国家或地区，患癌症的比例要低于其他一些国家或地区。因此，日常生活中把茶作为饮料，可降低患癌症的概率。

✦ 有很多研究表明，茶中含有的儿茶素具有抑制癌细胞生长的作用，对预防癌症、防治心血管疾病等具有一定的辅助作用。

❋ 其他功效

✦ 延缓衰老。绿茶中含有的茶多酚具有很强的抗氧化能力，能清除体内有害的自由基，是很好的延缓衰老的饮品。

✦ 醒脑提神。绿茶中的咖啡碱能促使人体中枢神经兴奋，增强大脑皮质活性，起到提神益思、清心醒脑的作用。

✦ 美容护肤。茶多酚是水溶性物质，用它洗脸能清除面部的油脂，收敛毛孔，具有消毒、灭菌、抗皮肤老化、减轻日光中的紫外线辐射对皮肤的伤害等功效，因此，茶有美容护肤的作用。

✦ 利尿解乏。茶叶中的咖啡碱能够刺激肾脏，促使尿液排出体外。此外，咖啡碱还可促使人体尽快消除疲劳。

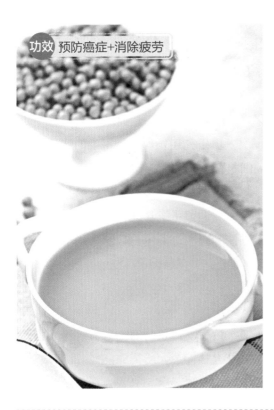

功效 预防癌症+消除疲劳

绿茶豆浆

材料：黄豆50克，绿茶25克。

调料：无。

做法：

❶黄豆用清水浸泡至软，洗净。

❷绿茶泡开，泡绿茶时，要先洗净壶具，再取绿茶入壶，用100℃初开沸水冲泡至满，3～5分钟后再用来制作豆浆。

❸将泡好的黄豆和绿茶一同放入全自动豆浆机中，加入适量清水煮成豆浆即可。

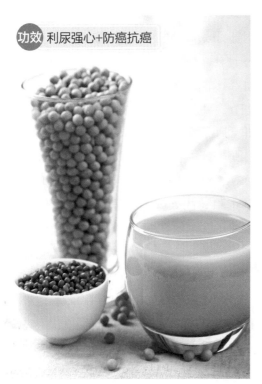

功效 利尿强心+防癌抗癌

绿茶黄绿豆浆

材料：黄豆、绿豆各25克，绿茶10克。

调料：冰糖适量。

做法：

❶黄豆加水浸泡至软，洗净；绿豆淘洗干净，浸泡4～6小时；绿茶用沸水沏成绿茶水。

❷将泡好的黄豆和绿豆一同倒入全自动豆浆机中，淋入绿茶水，再加入适量水煮成豆浆。

❸将豆浆过滤，加冰糖调味即可。

蜂蜜

含有抗癌物质

抗癌指数：★★★★★

功效：清热解毒、滋阴润燥。

性味：性平，味甘。

归经：归脾、肺、大肠经。

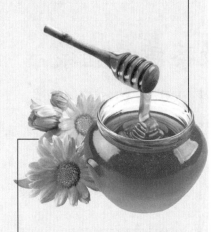

适宜人群：一般人群都可食用；适宜高血压患者及老人、小儿。

需注意的人群：糖尿病、肝硬化患者不宜食用。

抗癌关键成分：

维生素、蜂乳酸、锌、硒、活性酶。

抗癌成分分析

⊕ 研究发现，蜂巢中含有一种名叫二萜的抗癌物质，经临床试用，有明显抗癌效果，可预防肝癌和宫颈癌。

⊕ 另一项研究还发现，蜂蜜中的蜂乳酸对癌细胞有一定的抑制作用。

⊕ 蜂蜜含活性酶等多种活性物质，能增强体内免疫调节系统功能，并具有抗老化、促进细胞再生、调节内分泌、改善新陈代谢、促进造血以及抑菌、抗癌等作用。

其他功效

⊕ 减缓疲劳。蜂蜜含有的天然营养元素，能供给大脑神经元所需的能量。同时，蜂蜜中含有的葡萄糖、果酸也很容易被人体吸收，对消除疲劳有很好的辅助作用。

⊕ 改善皮肤暗沉。蜂蜜具有滋润作用，同时还可改善皮肤暗沉、增加皮肤弹性。

⊕ 进补。蜂蜜是一种营养丰富的天然滋养食品，也是最常用的滋补品之一，尤其对妇女、幼儿、老人具有良好的保健作用，非常适合平和体质者食用。

⊕ 蜂蜜能够补中缓急、润肺止咳、解毒、通便，可用于脾胃虚寒腹痛、肠燥便秘或肺虚引起的燥咳等，能解乌头类药物之毒，外用可治疮疡不敛，水火烫伤。

保存方法

蜂蜜应放在冰箱中密封冷藏，且忌潮湿。此外，蜂蜜有一定的腐蚀性，不宜用铁器盛装。

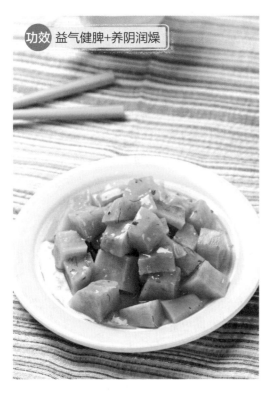

蜜汁红薯

材料： 红薯500克。

调料： 麦芽糖、蜂蜜各1大匙，桂花糖酱2小匙，白糖适量。

做法：

❶ 红薯去皮洗净，切成小块，放入大碗中，加白糖拌匀，静置30分钟，放入蒸锅内蒸熟，取出凉凉。

❷ 将蜂蜜、麦芽糖、桂花糖酱和清水熬煮成糖汁，放凉后倒入容器内，放入红薯块，盖上盖静置2小时，食用时取出即可。

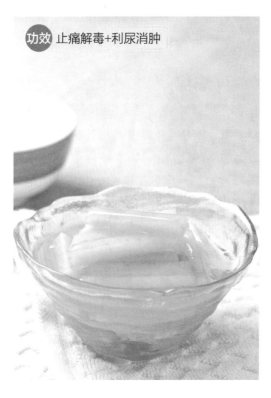

蜜汁冬瓜

材料： 冬瓜1块。

调料： 鲜果汁1小碗，蜂蜜2大匙，水淀粉适量。

做法：

❶ 冬瓜去皮，洗净，切条，放入沸水锅中汆烫后捞出，过凉。

❷ 取一空碗，倒入部分鲜果汁，加入蜂蜜搅拌均匀，放入冬瓜条淹渍，用保鲜膜封口后放进冰箱冷藏半天，冷藏过程中用筷子搅拌2～3次，让冬瓜条充分吸收果汁。

❸ 将冬瓜条取出装盘，把剩下的果汁倒入锅中，大火煮开，用水淀粉勾薄芡，放凉后浇在装好盘的冬瓜条上即可。

红酒

含有抗氧化分子

抗癌指数：★★★★

功效：活血祛瘀、美容养颜。

性味：性平，味甘。

归经：归脾、肺、大肠经。

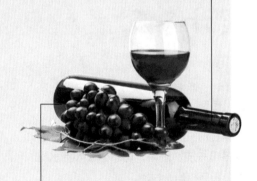

适宜人群：一般人群都可食用；适宜女性人群食用。

需注意的人群：糖尿病患者不宜食用。

抗癌关键成分：

白藜芦醇、原花青素、槲皮素、红酒多酚。

☸ 抗癌成分分析

⊕ 红酒含白藜芦醇，可以预防肿瘤类疾病，有提高抗癌酶活性、减少癌细胞数量与转移的功效。同时也能抑制血小板聚集，是心脑血管疾病的预防剂。

⊕ 红酒中含有丰富的多酚类物质，如没食子酸、儿茶素、槲皮素、原花青素、白藜芦醇等，这些物质都具有很强的抗氧化作用，具有保护心脏、血管及预防癌症等功效。

⊕ 红酒中含有的原花青素，除了具有提高血管抵抗力、防止动脉粥样硬化的作用外，还可以起到提高视觉功能、促进伤口愈合和预防癌症的作用。

⊕ 研究发现，红酒多酚为一种强而有力的抗氧化分子，可有效抵抗自由基的伤害，降低组织因受刺激所引起的发炎反应，维持细胞膜及皮肤构造的完整，可起到预防各部位的肿瘤病变以及帕金森病的功效。

☸ 其他功效

⊕ 美容养颜。红酒对女性有很好的美容养颜功效，可养气活血，使皮肤富有弹性。

⊕ 预防高脂血症。红酒是由整颗葡萄发酵而成，因此保留了葡萄皮中所含的花青素、白藜芦醇和红酒多酚，这些都是抗氧化力十足的植物化学物质，能修补血管破损，避免低密度脂蛋白胆固醇氧化，降低血栓生成的概率，有效预防高脂血症。

⊕ 防辐射，抗龋齿。红酒中含有丰富的单宁酸，可预防龋病，防止辐射损害。

❋ 抗癌成分分析

➕ 橄榄油含有天然的黄酮类物质及多酚化合物，因此具有增强人体免疫力、抵御细菌入侵、预防皮肤癌、抗氧化、降血脂、减少血栓等作用。

➕ 橄榄油中所含有的不饱和脂肪酸和酚类抗氧化物质以及维生素E等，对皮肤及发质保养具有一定的作用，能有效防止肌肤老化，消除面部皱纹，滋养护发。另外，用橄榄油涂抹皮肤可以阻挡部分紫外线对皮肤的伤害，有助于预防皮肤癌。

➕ 橄榄油含维生素E和角鲨烯，具有抗氧化、抑制癌细胞生长的作用，而且有研究表明橄榄油中所含的抗氧化多酚类物质，可抑制癌细胞的生长，进而防止癌症的发生。

❋ 其他功效

➕ 改善内分泌，促进血液循环。橄榄油可以给任何烹饪物增添独特风味，从浅淡到浓烈，从甜蜜到辛辣，样样俱全。它含有80%以上的单不饱和脂肪酸和 ω -3脂肪酸，能提高人体的新陈代谢功能，有效解决内分泌失调问题，同时可以松弛动脉，促进血液循环，防止因高血压造成的动脉损伤。

➕ 健胃消食，抵御心脏病。橄榄油还能增进消化系统功能，激发人的食欲，并易于被人体消化吸收，其含有的一种多酚抗氧化剂，可以抵御心脏病。

调味料类

抑制癌细胞生长

橄榄油

抗癌指数：★★★★★

功效：防癌抗癌。

性味：性平，味甘。

归经：归脾、肺、大肠经。

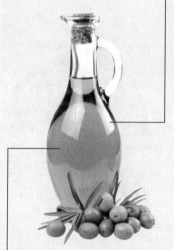

适宜人群：一般人群都可食用。

需注意的人群：急性肠胃炎、腹泻患者不宜多食。

抗癌关键成分：

维生素E、单不饱和脂肪酸、类黄酮、角鲨烯。

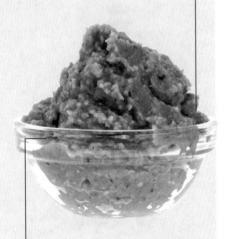

味噌

减轻辐射危害

抗癌指数：★★★★★

功效：防癌抗癌。

性味：性平，味甘。

归经：归脾、肺、大肠经。

适宜人群：一般人群都可食用；适宜高血压、高脂血症患者。

需注意的人群：脾虚泄泻患者慎食。

抗癌关键成分：

B族维生素、各种氨基酸、黄豆异黄酮、黄豆蛋白、卵磷脂。

🔆 抗癌成分分析

➕ 黄豆制成的味噌含有植物性雌激素，能抑制体内的雌激素刺激正常细胞，有助于降低罹患乳腺癌、子宫内膜癌的风险。

➕ 味噌由天然谷类——米、豆、麦酿造而成，含丰富的纤维质，在酿造过程中还会产生活性酶和微生物，可帮助促进消化和排泄，对大肠癌有一定的预防功效。

➕ 味噌的B族维生素和活性酶，能减轻身体受到的辐射危害。每天吃些味噌料理，可降低体内放射性物质的浓度，从而达到预防癌症的效果。

⚛ 其他功效

➕ 减脂，延缓衰老。豆类中所含的卵磷脂是一种天然的化脂剂，它能把人体内的脂肪和胆固醇乳化成极小的微粒，从而起到加速全身脂质代谢的作用。味噌所含的维生素E、黄豆苷元、皂苷具有抗氧化的作用，可防止细胞老化；而且，味噌是一种高蛋白的食物，可以营养皮肤、肌肉和毛发，延缓衰老。

➕ 降低胆固醇。黄豆蛋白能增强低密度脂蛋白分解酶的活力，加速胆固醇分解，降低血液中胆固醇的含量。

➕ 预防动脉粥样硬化。黄豆异黄酮能促进胆酸分泌，扩张血管，增强血管的抗氧化能力，可有效避免动脉栓塞或动脉粥样硬化的发生。

➕ 改善大脑功能。豆制品中所含的卵磷脂是大脑细胞组成的重要部分，对增强和改善大脑功能有重要的作用。

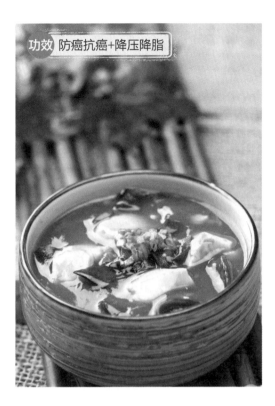

味噌汤

材料：海带150克，豆腐100克。

调料：味噌汁2大匙。

做法：

❶ 豆腐洗净，切小块。

❷ 海带洗净，用水泡发，下入热水锅中煮至软熟。

❸ 放入豆腐块继续煮1分钟。

❹ 倒入味噌汁搅拌均匀，煮开后立即关火即可。

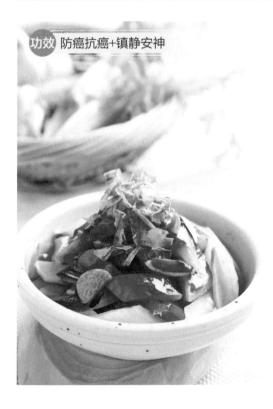

味噌拌西芹

材料：西芹3根，胡萝卜片50克，蒜5瓣，红尖椒1个，香菜2根，柴鱼片10克。

调料：味噌2大匙，香油1大匙，辣椒油、鸡精、白糖、老抽各1小匙。

做法：

❶ 西芹去皮、切片；大蒜、红尖椒切片；香菜切碎。

❷ 锅中盛水，将水煮沸后加入西芹片与胡萝卜片氽烫片刻，捞起，沥干。

❸ 将所有调料混合，加入切好的蒜片、红尖椒片、香菜碎拌匀，做成酱汁。

❹ 将西芹及胡萝卜片装盘，再淋上调好的酱汁，撒上柴鱼片即可。

香油

预防肠癌、胃癌

抗癌指数：★★★★

功效：润肠通便、补肺益肾。

性味：性平，味甘。

归经：归脾、肺、大肠经。

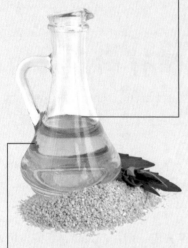

适宜人群：一般人群都可食用。

需注意的人群：急性肠胃炎、腹泻患者不宜多食。

抗癌关键成分：

维生素E、芝麻素、不饱和脂肪酸。

✵ 抗癌成分分析

➕ 香油营养丰富，是大众的健康食品之一，深受人们喜爱。其中含有的不饱和脂肪酸、抗氧化物质，都具有提高人体免疫力，降低癌症发生率的作用。

➕ 香油含有人体必需的脂肪和维生素E，具有减少自由基、增加细胞活性，从而预防癌的作用。

➕ 香油有润肠通便的作用，可以促进肠道蠕动、预防便秘，具有减少肠壁上有害物质的附着和沉积的作用，进而有利于保护肠壁，预防大肠癌和胃癌的发生。

✵ 其他功效

➕ 保肝护心，延缓衰老。香油中含量近70%的维生素E具有优异的抗氧化作用，可以保肝护心，延缓衰老。

➕ 改善营养，防止贫血。芝麻油及芝麻酱含铁量比猪肝高1倍，比鸡蛋黄高6倍，经常食用不仅对调整偏食、厌食有积极的作用，还能缓解和预防缺铁性贫血。

➕ 预防心脑血管疾病。香油中含有的亚油酸、棕榈酸和花生四烯酸等不饱和脂肪酸达60%，这些物质能有效地防止动脉粥样硬化和预防心脑血管疾病。

➕ 改善脱发症状。用黑芝麻磨成的香油富含生物素，对身体虚弱、早衰而导致的脱发效果最好，对药物性脱发、某些疾病引起的脱发也会有一定疗效。

➕ 补钙。香油中含钙量比蔬菜和豆类都高得多，仅次于虾皮，经常食用对骨骼、牙齿的发育都大有益处。

✺ 抗癌成分分析

➕ 咖喱的抗癌功效主要与咖喱中所含的姜黄素有关。姜黄素具有抑制皮肤癌以及大肠癌细胞增生的作用，可以减缓肿瘤成长的速度，同时降低患皮肤癌及大肠癌的概率。

➕ 咖喱中所含的姜黄素除了具有抗氧化、延缓衰老，抑制皮肤癌、前列腺癌生长的功能之外，还能提升脑细胞功能，预防脑部退化。

➕ 多吃些富含姜黄素的咖喱可以在一定程度上预防口腔癌。

➕ 研究发现，咖喱中的姜黄素在治疗食管癌方面也具有显著效果，能够抑制癌细胞的增生，从而预防癌症的发生。

✺ 其他功效

➕ 增强食欲。咖喱中含有辣味成分，它们会刺激唾液或胃液的分泌，加速肠胃蠕动，引起食欲。

➕ 促进血液循环，排汗。咖喱可促进血液循环，达到发汗目的。

➕ 降低胆固醇。咖喱能够帮助分解脂肪，降低胆固醇。

➕ 促进新陈代谢。咖喱中的香料成分能在代谢过程中帮助人体燃烧脂肪，有助于促进人体新陈代谢。

✺ 选购方法

优质的咖喱一般呈黄色或黄褐色，干粉状，不结块，无杂质，其味以咸辣为主，略带酸味。

预防皮肤癌

咖喱

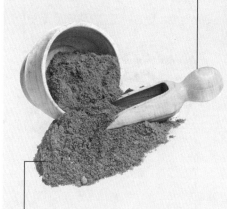

抗癌指数：★★★
功效：促进血液循环。
性味：性平，味甘。
归经：归脾、肺、大肠经。

适宜人群：一般人群都可食用。
需注意的人群：胃炎、溃疡病患者不宜多食。

抗癌关键成分：
姜黄素、挥发油类。

芡实

抑制癌细胞生成

抗癌指数：★★★★★

功效：固肾涩精、补脾止泻。

性味：性平，味甘、涩。

归经：归脾、肾、心经。

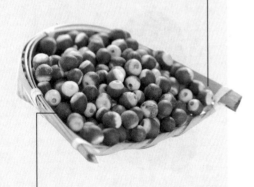

适宜人群：一般人群都可食用；适宜慢性腹泻、慢性肠炎患者。

需注意的人群：便秘患者及妇女产后不宜食用。

抗癌关键成分：

B族维生素。

✸ 抗癌成分分析

➕ 芡实可以加强小肠吸收功能，提高尿木糖排泄率，增加血清胡萝卜素浓度。实验证明，血清胡萝卜素水平的提高，可使肺癌、胃癌的发病概率下降。

➕ 芡实含有B族维生素，不仅可以帮助减少体内炎症的发生，防止癌细胞的生成，而且还能协助体内合成一些重要的酶类，调节体内代谢，从而抑制癌细胞生成。

✸ 其他功效

➕ 固精止泻。中医认为，芡实味甘涩，可固精止泻，收敛作用较强，对于梦遗滑精、老年人小便频繁、女性带多腰酸等症皆有较好的改善作用。

➕ 延缓衰老。芡实滋养作用较强，有补中益气的作用。中老年人食用芡实，可起到延缓衰老、益寿延年的作用，而青壮年食用芡实，也可起到永葆青春，防止未老先衰的作用。

➕ 补充营养，促进消化。芡实含有丰富的碳水化合物，脂肪含量非常低，因此很容易被人体吸收，经常吃一些芡实粥，或与红糖煮水喝，对补充营养、健脾益胃、促进消化有帮助。

验方推荐

验方：取生黄芪、芡实、赤芍、大枣各30克，丹参、虎杖、白花蛇舌草、茵陈、贯众各15克，炒苍术、白术各10克，生甘草5克。以水煎煮，取药汁。每天1剂，分2次服。3个月为1个疗程。此方有益气健脾、清热解毒、活血化瘀的功效，可改善癌症患者食欲不振的症状。

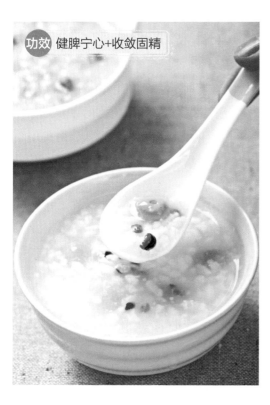

芡实莲子粥

材料： 大米100克，莲子50克，芡实15克。

调料： 无。

做法：

❶ 大米淘洗干净。

❷ 莲子、芡实分别洗净，芡实放入水中浸泡3小时。

❸ 锅置火上，加入适量清水，然后放入莲子、芡实、大米，熬煮40分钟至粥熟即可。

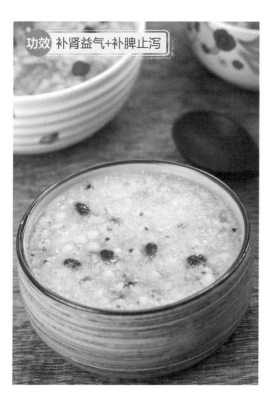

芡实茯苓粥

材料： 薏苡仁100克，芡实、茯苓各15克，红豆适量。

调料： 无。

做法：

❶ 薏苡仁、红豆淘洗干净。

❷ 芡实、茯苓分别洗净，沥干水分，捣碎，备用。

❸ 锅置火上，加入适量清水，然后放入芡实碎、茯苓碎，煎煮至软烂时加入薏苡仁、红豆，煮至熟烂成粥即可。

黄芪

硒含量丰富

抗癌指数：★★★★

功效：补脾益气、利尿消肿。

性味：性微温，味甘。

归经：归肺、脾经。

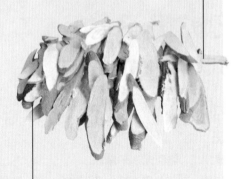

适宜人群：一般人群都可食用；适宜身体虚弱、水肿、肌肉无力等症状。

需注意的人群：咽喉红肿疼痛、多汗且发热患者不宜食用。

抗癌关键成分：

黄芪多糖、皂苷、硒。

⚛ 抗癌成分分析

➕ 黄芪中硒含量丰富，硒是一种抗氧化剂，能够预防自由基对人体的伤害。同时，硒是谷胱甘肽过氧化酶的重要组成元素，具有防止细胞病变的功效，对免疫系统有双向调节的作用，因此对抗癌、防癌有一定功效。

➕ 黄芪中含有的多糖具有增强人体免疫力、保肝、利尿、抗衰老以及抗菌的作用，对癌症也有一定的预防效果。

➕ 黄芪萃取液能增强吞噬细胞的功能，提高癌症患者体内免疫细胞的活性，还可减轻因化疗引起的不良反应。

⚛ 其他功效

➕ 用于气虚水肿、小便不利、尿少等。

➕ 用于脾气虚引起的气短乏力、食欲不振、大便稀薄等。

➕ 用于肺气虚引起的气短咳嗽、脾肺气虚、痰多稀白等。

➕ 用于体虚多汗、表虚自汗等。

验方推荐

验方：取山豆根、蚤休各60克，黄芪45克，水蛭30克，党参、当归、莪术、三棱、鸡内金、桃仁、知母各15克，香附12克。将上述所有中药研成粉末状后混合均匀，加少许水制成丸剂。每次3～6克，每天2～4次。本方具有调经散结的功效，适用于小腹胀痛、月经不调、宫颈癌等。

备注：因癌症患者体质、病情不同，每味中药的药性也不同，因此此方应该在医生的指导下服用。

🔬 抗癌成分分析

➕ 人参能增强人体抗癌免疫系统的功能，活跃体内网状内皮系统，使淋巴细胞的数量明显增加，并能促进免疫球蛋白的生成，进而预防癌症的发生。

➕ 研究发现，人参多糖能抑制小鼠艾氏腹水癌细胞的增生，延长小鼠的存活时间。人参皂苷能有效抑制黑色毒瘤细胞的生长，且呈浓度依赖性变化。

➕ 从人参中分离出的人参皂苷具有较强的抗癌作用，实验证明，人参可明显减缓癌前病变和早期癌的发展速度。

🔬 其他功效

➕ 用于气虚欲脱、脉微欲绝之危重症。

➕ 用于脾胃气虚引起的食少、乏力、呕吐、泄泻等。

➕ 用于肺气不足引起的气短、乏力、自汗、语声低微等。

➕ 用于气虚津伤引起的口渴、消渴等。

➕ 用于气血亏虚引起的心慌、失眠、健忘等。

验方推荐

验方：取远志（去心）、麦冬、山芋、人参、石菖蒲、熟地黄（焙）、茯神（去木）各30克，白术22克，炙甘草15克。将上药捣碎研末制成蜜丸，如梧桐子大。每次30丸，米汤送下。本方有滋阴的功效，适用于宫颈糜烂，从而预防癌症。

备注：因癌症患者体质、病情不同，每味中药的药性也不同，因此服用此方应该在医生的指导下服用。

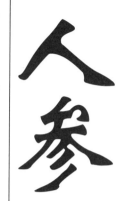

含有抗癌物质 人参

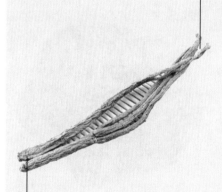

抗癌指数：★★★★★

功效：补中益气、生津止渴。

性味：性温，味甘，微苦。

归经：归脾、肺经。

适宜人群：一般人群都可食用；适宜脾虚、肾虚等。

需注意的人群：感冒发热、失眠患者不宜食用。

抗癌关键成分：

人参皂苷、挥发油、人参酸、各种氨基酸和肽类、葡萄糖、果糖。

灵芝

增强免疫力

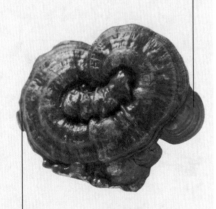

❋ 抗癌成分分析

➕ 灵芝含有钴元素，能有效促进红细胞的携氧能力，使细胞正常代谢，防止细胞衰老，具有防癌抗癌的作用。

➕ 灵芝含有灵芝多糖，这种元素可加速核酸和蛋白质的代谢，促进造血，增强体质，提高免疫力，起到有效抗癌的作用。而且，在与抗癌药物一起食用时，还能减轻药物的毒副作用。

❋ 其他功效

➕ 用于虚劳、头昏、咳嗽气喘、消化不良、体虚乏力、饮食减少、失眠健忘、高血压、高脂血症、慢性肝炎、恶性肿瘤等。

➕ 用于由多种因素引起的肝损伤。

➕ 用于冠心病和心绞痛。

❋ 选购方法

正品灵芝直径为10～18厘米，厚1～2厘米，质轻，菌盖为黄褐色至红褐色，菌柄为红褐色至紫褐色，都带有光泽，菌盖内侧为灰白色的管状面，气味清香，味苦涩。如果是灵芝粉末，则呈浅棕色、棕褐色至紫褐色。

验方推荐

验方：灵芝5克。水煎取汁。每天2～3次。此方具有养心安神、益气补血、滋补强身、健脑益智的功效，可用于癌症患者的调养。

备注：因癌症患者体质、病情不同，每味中药的药性也不同，因此服用此方应该在医生的指导下服用。

❀ 抗癌成分分析

➕ 当归含有具有抗衰老作用的维生素E和硒，可抑制癌细胞的生成。

➕ 当归含有多糖和阿魏酸，能增强身体免疫能力，强化人体的免疫系统，有效防止肿瘤生长，清除老化、坏死的细胞组织，对外抗击病毒、细菌等微生物感染，从而达到防癌抗癌的效果。

❀ 其他功效

➕ 用于血虚引起的面色发黄、头晕眼花、心慌失眠等。

➕ 用于血虚或血虚兼血瘀引起的女性月经不调、痛经、闭经等。

➕ 用于血虚便秘。

➕ 用于贫血。当归含有对抗贫血的有效成分，能显著促进机体造血功能，升高红细胞、白细胞和血红蛋白含量。

➕ 用于有毒物质引起的肝脏损伤。

➕ 用于调节子宫平滑肌。

❀ 选购方法

正品当归片一般呈黄白色，微翘，质柔韧，中间有浅棕色环纹。

验方推荐

验方：取山豆根、蚤休各10克，当归、赤芍药、川芎、桃仁、白芷各5克，生姜3片，红枣5枚。以水煎煮，取汁。每天1剂，分2次服用。适用于鼻咽癌，症见头痛鼻塞，舌紫暗或有瘀点，脉沉涩。

备注：因癌症患者体质、病情不同，每味中药的药性也不同，因此服用此方应该在医生的指导下服用。

当归

增强免疫力

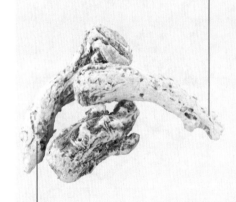

抗癌指数：★★★

功效：补血调经、润肠降燥。

性味：性温，味甘。

归经：归心、肝、脾经。

适宜人群：一般人群都可食用；适宜月经不调、痛经、闭经者。

需注意的人群：大便溏泄者慎食。

抗癌关键成分：

维生素A、藁本内酯、维生素E、硒、多糖、阿魏酸、氨基酸。

白术

抗癌指数：★★★★

功效： 益气健脾、燥湿利水。

性味： 性温，味甘、苦。

归经： 归胃、脾经。

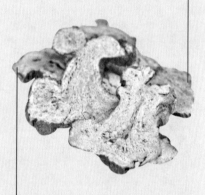

适宜人群： 一般人群都可食用。

需注意的人群： 白术易伤阴，阴虚内热或津液不足者不宜用。

抗癌关键成分：

挥发油。

✿ 抗癌成分分析

➕ 白术中含有挥发油。实验表明，白术挥发油对食管癌细胞等有一定的抑制作用，它可以抑制肿瘤细胞的生长，降低肿瘤细胞的侵袭。

➕ 白术有益气的功效，适量食用后可以提高身体对肿瘤细胞的反应能力。

➕ 白术有利尿的功效，适量食用可以增强人体免疫力，增强人体的抗血凝能力，提高身体的抗菌能力。

➕ 研究表明，白术对放疗、化疗引起的白细胞下降，有很好的缓解作用。

✿ 其他功效

➕ 用于脾气虚弱引起的食欲不振、疲劳乏力、消化不良、腹胀、大便稀薄或泄泻等。

➕ 用于脾虚所致的水肿。

➕ 用于气虚引起的自汗。

➕ 用于脾虚引起的胎动不安等。

验方推荐

验方：取山豆根、蚤休各10克，当归、赤芍、川芎、桃仁、白芷各5克，生姜3片，红枣5颗。将上药以水煎煮，取药汁。每天1剂，分2次服用。本方有活血化瘀、解毒消肿的功效，适用于鼻咽癌，症见头痛鼻塞，舌紫暗或有瘀点，脉沉涩。

备注：因癌症患者体质、病情不同，每味中药的药性也不同，因此服用此方应该在医生的指导下服用。

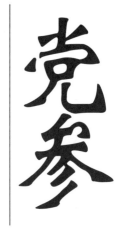

党参

增强免疫力

✳ 抗癌成分分析

➕ 党参中含有皂苷、生物碱等元素，可以抑制肿瘤的生长速度。

➕ 党参所含有的菊糖可以提高巨噬细胞的吞噬能力，提高机体的免疫能力，促进身体的造血功能。

➕ 党参有补血的功效，对放疗、化疗引起的白细胞减少有缓解作用。

➕ 党参有益气、增加身体的活动力的功效，可以缓解放疗、化疗的疲劳。

✳ 其他功效

➕ 用于中气不足引起的体虚倦怠、食少肢乏等症。

➕ 用于肺气亏虚引起的语声低微、气短喘咳等症。

➕ 用于气血亏虚引起的心慌头晕等症。

抗癌指数：★★★★

功效：补中益气、生津养血。

性味：性平，味甘。

归经：归脾、肺经。

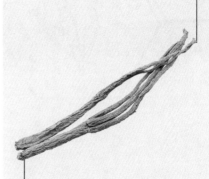

验方推荐

验方：取党参10克，红枣10颗。将党参、红枣洗净，放入砂锅内加适量水煮汤。代茶饮。本方有补中益气、健脾养胃的功效。适用于脾胃虚弱、气血两亏者食用。

验方：取山豆根、蚕休各60克，黄芪45克，水蛭30克，党参、当归、莪术、三棱、鸡内金、桃仁、知母、炮穿山甲各15克，香附12克。将上述所有中药备齐，全部研成粉末状后混合均匀，加少许水制成丸剂。每次3～6克，每天2～4次。本方具有调经散结的功效，适用于小腹胀痛、月经不调、宫颈癌等。

备注：因癌症患者体质、病情不同，每味中药的药性也不同，因此服用此方应该在医生的指导下服用。

适宜人群：一般人群都可食用。

需注意的人群：正虚邪实者慎用。

抗癌关键成分：

皂苷、菊糖。

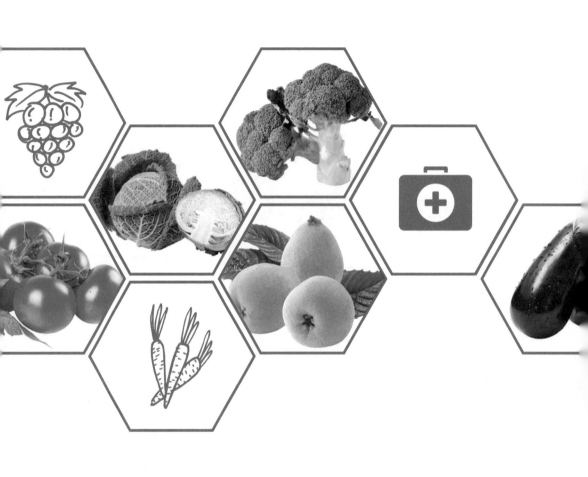

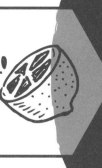

第四章

常见癌症
食谱推荐

　　自古以来，医生治病就讲究对症治疗，食疗、食补亦是如此，不同的癌症有不同的症状，因而适宜食用的食材以及不宜食用的食材也就不同，只有吃对了，吃好了，身体才能更好地抵抗疾病。

肺癌

肺癌是发病率和死亡率增长最快，对人类健康和生命威胁最大的癌症之一。近50年来，许多国家都报道肺癌的发病率和死亡率均明显增高。

❀ 肺癌常见人群

➕ 长期接触石棉，砷化合物，铬化合物，电离辐射，芥子气以及煤烟、焦油、石油中的多环芳羟类物质的人群。

➕ 长期在被严重污染的环境中居住的人群。

➕ 40岁以上的长期吸烟者。长期接触二手烟的人群，尤其是女性，要提高警惕。

➕ 有肺癌家族遗传史的人群。

➕ 有肺结核病史，治愈后反复发作的人群。

❀ 饮食方向

➕ 多吃葱、姜、蒜类食物，对肺癌有一定的预防作用。

➕ 多吃新鲜绿叶蔬菜和水果，如十字花科蔬菜。

➕ 每天供应膳食纤维和一定水平的维生素。

➕ 戒除烟酒。国外的研究已经证明戒除烟酒能明显降低肺癌的发生率，且戒除烟酒越早，肺癌发病率降低越明显。

❀ 食材宜忌

☑ 适宜食材

西蓝花、紫甘蓝、山药、苹果、葡萄、梨、柠檬、哈密瓜、猕猴桃、无花果、西瓜、草莓、樱桃、橙子、茯苓、薏苡仁、银耳、黄鱼等。

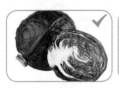 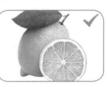 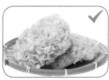

☒ 禁忌食材

烧烤、油炸食品，辣椒，芥末，茴香，肥肉，冷饮，腌菜，腊肠。

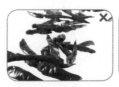 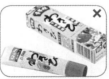 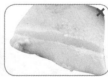

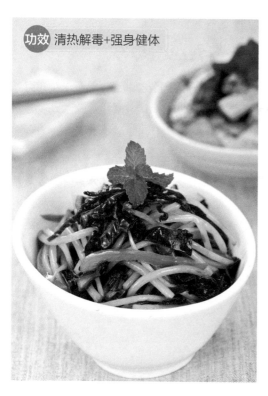

豆芽拌紫甘蓝

材料： 绿豆芽、青尖椒各100克，紫甘蓝300克，薄荷叶少许。

调料： 盐1小匙，味精半小匙，香油、醋、白糖各适量。

做法：

❶ 绿豆芽择洗干净，沥干水分；紫甘蓝洗净，切丝；青尖椒洗净，切丝。

❷ 将紫甘蓝丝、绿豆芽、青尖椒丝分别放入开水中汆烫，然后再捞出过凉。

❸ 将汆烫好的材料放入碗中，然后加盐、味精、香油、醋、白糖搅拌均匀。

❹ 将拌好的菜盛入盘中，点缀上薄荷叶即可。

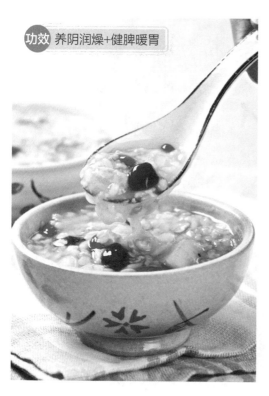

功效 养阴润燥+健脾暖胃

红枣雪梨粥

材料： 雪梨100克，燕麦片、糯米各50克，红枣适量，枸杞子少许。

调料： 蜂蜜适量。

做法：

❶ 燕麦片洗净；糯米淘洗干净，用水浸泡约3小时；雪梨洗净，切小块；枸杞子洗净。

❷ 锅置火上，加入适量水，倒入糯米、红枣，大火煮沸后转小火煮约30分钟至粥稠。

❸ 放入燕麦片、枸杞子、雪梨块继续煮约5分钟，关火。

❹ 放凉，拌入蜂蜜即可。

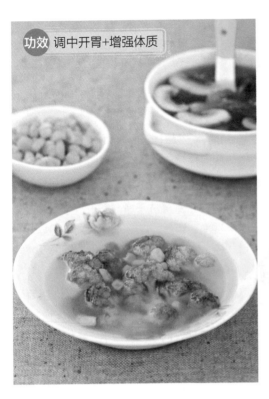

西蓝花汤

材料： 西蓝花200克，熟玉米粒50克。

调料： 盐适量。

做法：

❶ 西蓝花洗净，切块。

❷ 锅置火上，加入适量水煮开，放入西蓝花块汆烫，熟后捞出。

❸ 净锅，加适量清水煮开，放入西蓝花块、熟玉米粒，加盐煮匀即可。

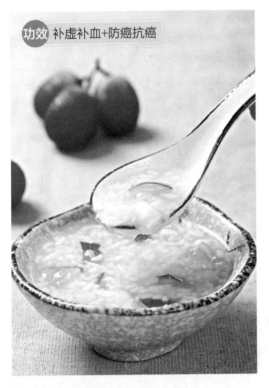

提子糯米粥

材料： 糯米100克，提子50克，百合30克。

调料： 冰糖适量。

做法：

❶ 糯米淘洗干净；提子洗净，去皮；百合泡发。

❷ 锅置火上，加适量清水及浸泡好的糯米，大火煮开，再转小火煮20分钟。

❸ 加入提子、百合、冰糖再煮4分钟，待材料熟烂即可。

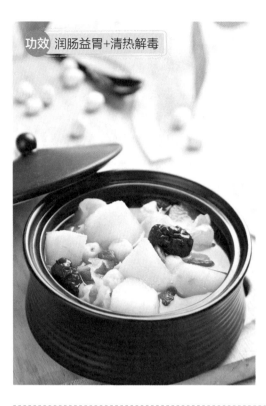

功效 润肠益胃+清热解毒

莲子银耳炖雪梨

材料： 干银耳75克，莲子50克，雪梨1个，枸杞子少许，红枣5颗。

调料： 冰糖50克。

做法：

❶ 雪梨去皮、去核，切小块；枸杞子洗净，温水泡发；莲子去心，用水洗净。

❷ 银耳洗净放入碗中，用温水浸泡30分钟，泡发后去蒂撕成小朵。

❸ 锅中加入适量清水，煮沸后放入莲子、银耳、雪梨块，改小火慢炖1.5小时。炖至银耳变软、变黏稠时，加入枸杞子、红枣、冰糖，煮至冰糖融化即可。

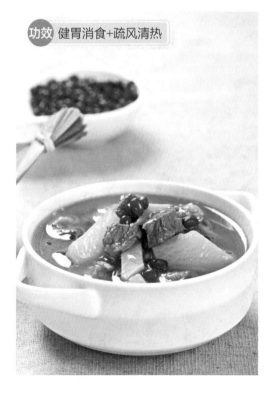

功效 健胃消食+疏风清热

萝卜红豆牛肉煲

材料： 牛胸肉500克，白萝卜200克，红豆100克，姜片适量。

调料： 盐、白糖各适量，醪糟50毫升。

做法：

❶ 红豆提前用水浸泡约2小时，洗净；牛胸肉洗净，切块；白萝卜去皮后洗净，切块。

❷ 牛胸肉块放入沸水锅中氽烫约1分钟后捞出，洗净。

❸ 净锅置火上，放入白萝卜块、红豆、姜片、醪糟和适量清水，煮开后，放入牛胸肉块煮沸，撇去浮沫，改用小火炖煮约1.5个小时，加剩余调料调味即可。

胃癌

胃癌是我国各种恶性肿瘤中发病率很高的癌症，发病有明显的地域性差别，我国的西北地区与东部沿海地区的胃癌发病率比南方大部分地区明显要高。好发年龄在50岁以上，男女发病率之比为2∶1。全世界约35%的胃癌病例发生在中国。

胃癌常见人群

⊕ 长期膳食营养不均衡，甚至缺乏的人群。

⊕ 长期吸烟、饮酒的人群。烟龄、酒龄越长，胃癌发病越多。

⊕ 长期在受严重污染的环境中居住的人群。

⊕ 胃癌死亡率与年龄、性别有很大关系，集中在55岁以上人群。55岁以上人群的胃癌占胃癌总数的70%。

⊕ 有萎缩性胃炎、胃溃疡、胃息肉等病史，治愈后反复发作的人群。

饮食方向

⊕ 摄食维生素和矿物质含量比较高的食物。

⊕ 饮食要少而精，少食多餐。膳食要注意合理搭配，营养均衡，防止体液偏酸。

⊕ 饮食宜清淡少盐少油，少吃泡菜、酸菜等腌制食物。

⊕ 戒除烟酒，这是预防胃癌最有效的方法。

饮食宜忌

☑ 适宜食材

圆白菜、白菜、胡萝卜、西葫芦、菠菜、冬瓜、香菇、南瓜、苦瓜、芹菜、苹果、李子、橙子、牛肉、猪肉、鸡肉、核桃、杏仁、榛子、葵花子等。

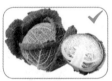 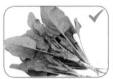 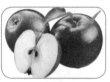

☒ 禁忌食材

咖啡、冷饮、腊肉、腊肠、烧烤、薯条、螃蟹、蛤蜊、奶油等。

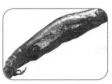 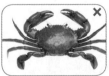 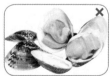

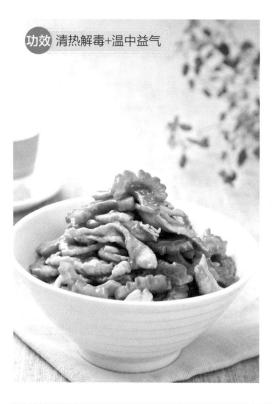

苦瓜鸡片

材料： 鸡胸肉250克，苦瓜300克。

调料： 老抽1大匙，料酒、水淀粉各2小匙，盐少许。

做法：

❶ 苦瓜剖开，去瓤、籽，切成薄片，用部分盐腌渍后放入沸水内汆烫一下。

❷ 鸡胸肉切成薄片，用部分盐、料酒、老抽、水淀粉调和均匀。

❸ 油锅烧热，放入苦瓜片用大火翻炒。

❹ 随后放入鸡胸肉片，与苦瓜片合炒至熟，加余下盐调味，起锅装盘即可。

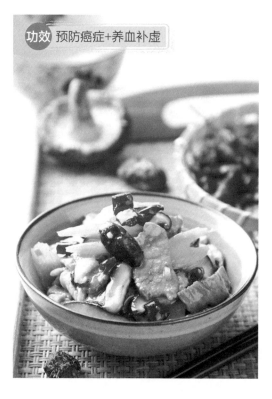

芹菜肉片炒香菇

做法： 芹菜1根，香菇100克，猪里脊肉50克，葱花、姜末各适量。

调料： 盐半小匙，料酒、生抽、淀粉各1小匙，干辣椒段、水淀粉各适量。

做法：

❶ 芹菜择洗干净，切片；香菇洗净，切成片。

❷ 猪里脊肉切片后加少许姜末、料酒、生抽、淀粉和1小匙油搅拌均匀，腌渍10分钟。

❸ 油锅烧热，放入姜末、葱花、肉片、干辣椒段翻炒，肉片变色后放入香菇片翻炒，加水煮至收汁，放入芹菜片翻炒2分钟。加盐调味，用水淀粉勾芡即可。

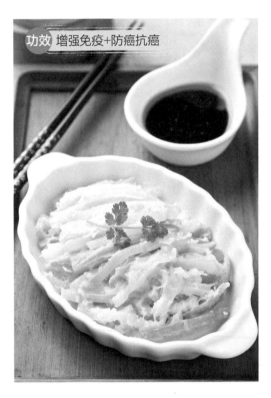

西葫芦丝

材料：西葫芦2个，白芝麻少许。

调料：面粉适量，生抽、蚝油、醋各1小匙，香油半小匙。

做法：

❶ 西葫芦洗净后切成丝，放入一个大碗里，加入面粉拌至所有西葫芦丝都均匀裹上面粉，碗底还有一点点干粉的状态。

❷ 把拌好的西葫芦丝放入蒸屉，大火煮开后转中火蒸10分钟。

❸ 将生抽、蚝油、醋、香油和白芝麻混合，调成蘸汁，用西葫芦丝蘸食即可。

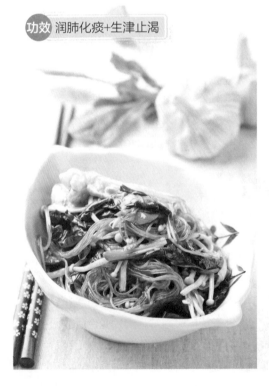

白菜粉丝

材料：嫩白菜条、菠菜段各200克，金针菇100克，泡发粉丝150克，水发木耳5个，蒜泥适量。

调料：盐、味精、老抽、白醋、花椒油、芥末油各适量。

做法：

❶ 金针菇去蒂，用水浸泡、洗净，切小段；木耳去蒂、洗净，切成细丝。

❷ 将菠菜、金针菇和木耳丝汆烫，捞出沥水。菠菜段、白菜条、金针菇段、泡发粉丝、木耳丝、蒜泥放入碗内，加入除花椒油外的所有调料调拌均匀。

❸ 锅中放入花椒油烧至八成热，淋在材料上搅拌均匀即可。

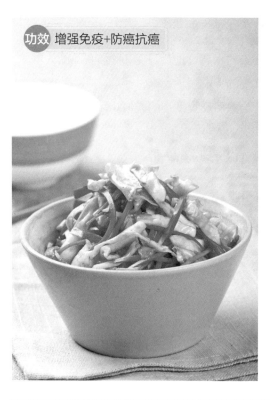

糖醋圆白菜

材料： 圆白菜350克，胡萝卜60克，葱20克。

调料： 醋、白糖、盐、香油各适量。

做法：

❶ 圆白菜、胡萝卜、葱分别洗净，均切丝，备用。

❷ 将圆白菜丝与胡萝卜丝放入容器中加盐拌匀，腌渍15分钟，用水冲净沥干。

❸ 将醋、白糖、香油调匀成酱汁。

❹ 将所有材料和酱汁拌匀，静置20分钟即可。

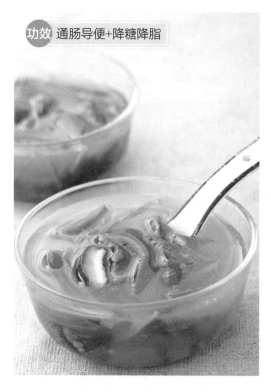

菠菜萝卜汤

材料： 菠菜300克，胡萝卜30克，香菇、枸杞子、松花蛋、姜片各适量。

调料： 高汤、香油、盐各适量，鸡精少许。

做法：

❶ 菠菜择洗干净；胡萝卜、香菇洗净，均切片；松花蛋去壳切块。

❷ 菠菜、胡萝卜片、香菇片分别入沸水中汆烫后捞出，沥干。

❸ 油锅烧热，炒香姜片，放入松花蛋块煎至变黄，倒入高汤，放入枸杞子、香菇片、胡萝卜片，再调入盐、鸡精，淋入香油，倒入装有菠菜的碗中即可。

肝癌

肝癌是我国常见的恶性肿瘤，全世界每年死于肝癌的患者约26万人，其中我国占42.5%。肝癌分为原发性肝癌和继发性肝癌两大类。

❀ 肺癌常见人群

⊕ 长期饮用被污染的水源、进食霉变和腌渍食品的人群。

⊕ 长期吸烟、饮酒的人群。

⊕ 有乙肝病史，治愈后反复发作的人群。

⊕ 有肝癌家族病史的人群。

⊕ 感染乙肝病毒、丙肝病毒的人群。

❀ 饮食方向

⊕ 多吃富含植物蛋白质的食物，如豆类及其制品、谷类、坚果类等。

⊕ 饮食宜清淡，少食多餐，尤其是肝癌晚期患者，不应进食肥腻食物。

⊕ 肝癌患者多有食欲不佳、恶心、腹胀等症状，应进食易消化、易吸收的食物，避免过凉、过热，切忌暴饮暴食。

⊕ 戒除烟酒，可以有效降低肝癌的发生概率。

❀ 饮食宜忌

☑ 适宜食材

荞麦、燕麦、芝麻、黄豆、山药、菠菜、白菜、豌豆、白菜、木瓜、猕猴桃、哈密瓜、无花果、草莓、西瓜、樱桃、橘子、橙子、柚子、蓝莓、猪排骨、鸡肉、鸡肝、鸡蛋、鲤鱼、枸杞子、奶类及其制品等。

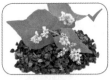 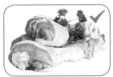 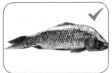

☒ 禁忌食材

白酒，冷饮，辛辣刺激食物，烧烤、油炸类食品。

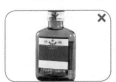 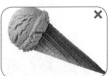 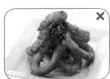

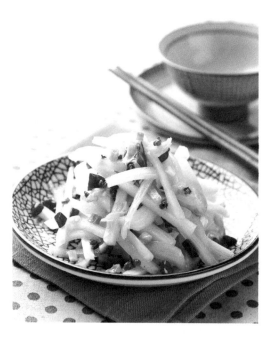

炝炒白菜

材料： 白菜400克，葱花适量。

调料： 干辣椒段、花椒、盐、味精各适量。

做法：

❶ 白菜洗净，切丝。

❷ 锅置火上，加水煮沸，下入白菜丝稍汆烫，捞出。

❸ 油锅烧热，下入干辣椒段、花椒炝锅，再放白菜丝翻炒片刻，调入盐、味精，撒上葱花即可。

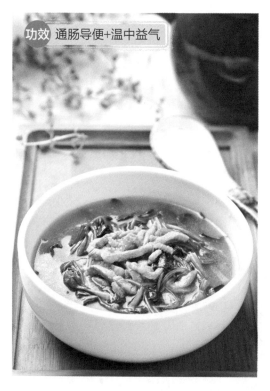

上汤菠菜

材料： 菠菜300克，鸡肉丝150克，虾米30克。

调料： 生抽、白糖、淀粉、胡椒粉各适量，盐少许。

做法：

❶ 菠菜、鸡肉丝洗净。

❷ 虾米洗净后放入温水中浸泡，备用（水不要倒掉）。

❸ 鸡肉丝用生抽、白糖、淀粉、胡椒粉腌渍好，备用。

❹ 油锅烧热，放入鸡肉丝大火翻炒，炒到变色后加入虾米和泡虾米的温水，大火煮沸，煮至汤汁浓香之后加盐，倒入菠菜略煮即可。

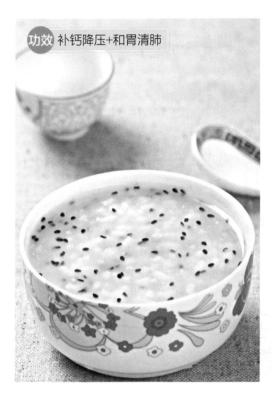

芝麻蜂蜜粥

材料： 大米100克，熟黑芝麻25克。

调料： 蜂蜜4小匙。

做法：

❶ 大米淘洗干净，用清水浸泡30分钟。

❷ 锅置火上，加入适量清水及浸泡过的大米，大火煮沸后转小火慢慢熬煮20分钟。

❸ 放入熟黑芝麻，煮至大米熟烂，最后关火，凉至温热时放入蜂蜜搅匀即可。

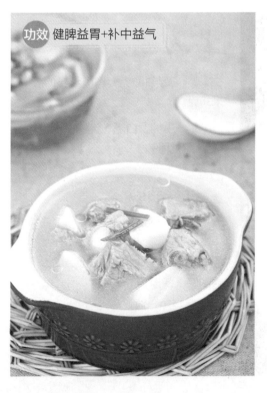

山药小排鲜汤

材料： 猪小排350克，山药50克，葱段、姜片各少许。

调料： 料酒1大匙，清汤、盐、味精各适量。

做法：

❶ 山药去皮，洗净，切块；猪小排斩成段，放入沸水中汆烫片刻，捞出洗净。

❷ 将猪小排块放大碗中，加料酒、葱段、姜片，上笼蒸熟。

❸ 锅置火上，放入蒸熟的排骨段，加入山药块、清汤煮沸。

❹ 煮沸后撇去浮沫，加入盐、味精调味即可。

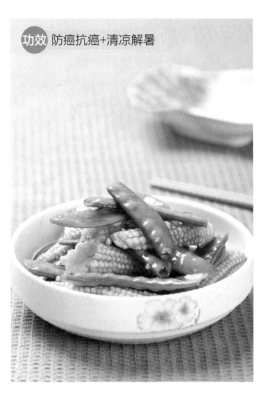

爽口豌豆荚

材料：豌豆荚350克，玉米笋60克，姜末少许。

调料：甜面酱2大匙，醋1大匙，盐半小匙，香油半大匙。

做法：

❶ 豌豆荚择去头尾和老筋，洗净；玉米笋洗净，纵切成两半。

❷ 沸水锅中加部分盐，放入豌豆荚、玉米笋汆烫片刻，捞入凉开水中，凉透后捞出沥干，盛入盘中。

❸ 将所有调料调匀，与豌豆荚、玉米笋拌匀即可。

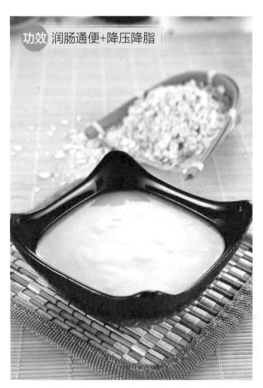

燕麦玉米糊

材料：燕麦片100克，甜玉米粒50克。

调料：白糖适量。

做法：

❶ 甜玉米粒洗净。

❷ 锅中倒入清水，大火煮开，放入甜玉米粒，转小火，煮至八成熟。

❸ 放入燕麦片继续煮5分钟，并且不停地搅拌，待锅中燕麦呈黏稠状，调入白糖即可。

食管癌

食管癌是常见的消化道肿瘤，全世界每年约有30万人死于食管癌，而我国约占一半人数，是食管癌发病率较高的国家。男多于女，发病年龄多在40岁以上。

✳ 食管癌常见人群

- 长期饮烈性酒、吸烟、摄食过硬、进食过快的人群。
- 长期食用油炸、烟熏、烧烤、腌制类食品的人群。
- 喜爱过烫食物（如热饮、火锅、麻辣烫等）的人群。
- 有食管癌家族遗传史的人群。
- 有口腔黏膜炎症、食管炎等病史，治愈后反复发作的人群。

✳ 饮食方向

- 多摄食含有维生素C的食物。
- 饮食要注意合理搭配、营养均衡，多吃新鲜蔬菜水果，避免高脂、高糖类食品。
- 避免食用被霉菌污染的食物，如被黄曲霉素污染了的酸菜。
- 少吃过烫的食物，也不宜吃过硬或过粗糙的食物。
- 戒除烟酒，尤其是烈性白酒，对食管刺激过强。

✳ 饮食宜忌

☑ 适宜食材

糙米、黄瓜、西红柿、丝瓜、白萝卜、圆白菜、菜花、西蓝花、韭菜、土豆、茄子、山药、油菜、菠菜、香菇、鲫鱼、海带、银耳、木耳等。

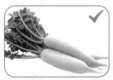 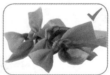 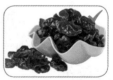

☒ 禁忌食材

辛辣刺激性食物、酒类、咖啡、火锅、麻辣烫、薯条、炸鸡、烧烤类食物、螃蟹。

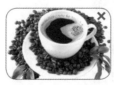 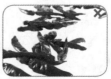 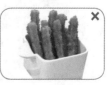

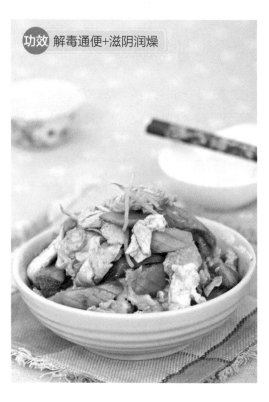

丝瓜炒鸡蛋

材料： 丝瓜2个，鸡蛋3个，姜适量。

调料： 盐、醋、水淀粉各适量。

做法：

❶ 丝瓜去皮，洗净，切滚刀块；姜洗净，切丝。

❷ 鸡蛋打散，加入盐拌匀，炒成蛋花，盛出。

❸ 油锅烧热，爆香姜丝，再放入丝瓜块和醋炒熟，随后加盐调味，再倒入炒好的蛋花同炒。

❹ 加入水淀粉勾芡，炒匀盛出即可。

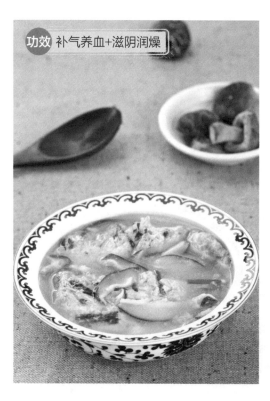

鸡蛋香菇韭菜汤

材料： 韭菜60克，鸡蛋2个，香菇适量。

调料： 盐、味精各适量，高汤500毫升。

做法：

❶ 韭菜择洗干净，切段，入沸水锅中余烫至熟后捞出，放入碗中；鸡蛋磕入碗中，打散；香菇去蒂洗净，切丝，入沸水锅中余烫至熟，捞出，放入碗中。

❷ 油锅烧热后倒入蛋液，小火炒熟，盛出，放入碗中。

❸ 净锅置火上，倒入高汤，调入盐，煮沸后用味精调味，最后倒入汤碗内即可。

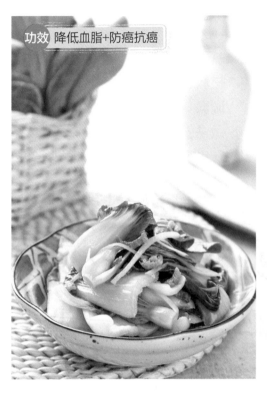

海米油菜

材料： 油菜250克，海米20克，姜少许。

调料： 白糖1小匙，盐适量，味精少许。

做法：

❶ 将油菜洗净，掰成小片；姜切丝；海米用水发好。

❷ 油锅烧热，放入油菜、姜丝煸炒。

❸ 菜熟时加入海米（连汤）、盐、白糖，稍煮后放入味精，起锅装盘即可。

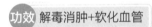

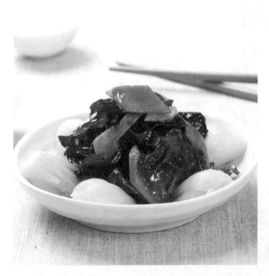

黑木耳扒小油菜

材料： 小油菜150克，水发黑木耳100克，胡萝卜片20克，葱段、姜片各少许。

调料： 盐、鸡精各半小匙，料酒、蚝油、水淀粉各适量，香油少许。

做法：

❶ 黑木耳洗净，撕成小朵；小油菜择洗干净，一剖为二，去叶留梗。

❷ 锅中注入适量清水煮开，倒入黑木耳朵氽烫片刻，捞出沥干；将小油菜倒入沸水中氽烫片刻，捞出沥干，摆盘。

❸ 油锅烧热，炒香葱段、姜片，加胡萝卜片、黑木耳朵略炒，烹入料酒、盐、鸡精和蚝油调味，水淀粉勾芡，淋入香油，起锅盛入摆有小油菜的盘中即可。

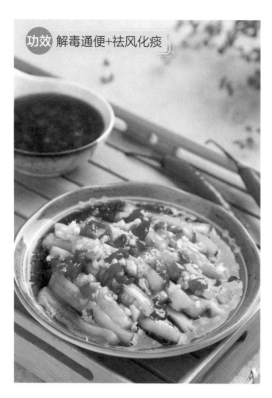

剁椒蒜蓉蒸丝瓜

材料： 丝瓜500克，蒜3瓣，红甜椒圈少许。

调料： 白糖、老抽、水淀粉各1小匙，盐适量。

做法：

❶ 丝瓜洗净，刮去外皮，切段，摆入盘中；蒜剁成蒜蓉。

❷ 油锅烧至六成热，下入蒜蓉爆香，盛出浇在摆好的丝瓜上。

❸ 蒜蓉丝瓜放入蒸锅蒸熟后取出。

❹ 油锅烧热，下入红甜椒圈炒香，加入老抽、白糖、盐，最后用水淀粉勾芡，浇在蒸好的丝瓜上即可。

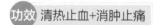

糖醋茄子

材料： 茄子400克，红甜椒片、蒜末、姜丝各适量。

调料： 淀粉、水淀粉各少许，盐、老抽、鸡精各半小匙，醋、白糖各适量。

做法：

❶ 茄子洗净去皮，切块；其余材料均备齐。

❷ 茄子块表面均匀地裹一层淀粉。

❸ 油锅烧热，倒入茄子块煎至两面呈金黄色。

❹ 将盐、老抽、鸡精、醋、白糖调成味汁，倒入锅中调匀。

❺ 再加红甜椒片、蒜末、姜丝炒香，最后以水淀粉勾芡即可。

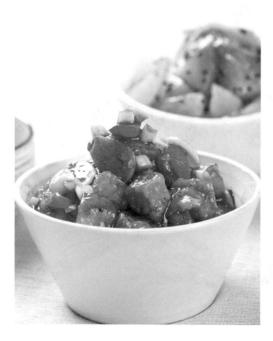

大肠癌

随着人们生活水平的普遍提高和饮食结构的改变，我国大肠癌的发病率在逐年上升。大肠癌的发病日趋年轻化，每年大约有14万人被确诊为大肠癌。

✤ 大肠癌常见人群

⊕ 长期接触放射线、吸烟、饮酒的人群。

⊕ 长期摄食高脂肪，高动物蛋白，少纤维及精致米、面的人群。

⊕ 40~50岁人群。

⊕ 家族中有直肠癌、结肠癌病史的人群。

✤ 饮食方向

⊕ 少吃或不吃富含饱和脂肪和胆固醇的食物，如猪油、牛油、肥肉、动物内脏、鱼子等。

⊕ 多吃富含膳食粗纤维的食物，如新鲜蔬菜、水果、菌菇类、全麦食物；多摄食植物蛋白，如豆类及其制品。

⊕ 用部分粗粮替代细粮，注意摄取麦芽、鱼类、蘑菇等富含硒的食物。

⊕ 植物油限制于每人每天20~30克（合2~3汤匙）。

✤ 饮食宜忌

☑ 适宜食材

西蓝花、苦瓜、冬瓜、山药、柚子、蓝莓、柠檬、苹果、梨、猕猴桃、西瓜、樱桃、茯苓、鲤鱼、薏苡仁、红枣等。

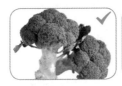 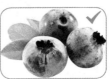 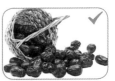

☒ 禁忌食材

咖啡，浓茶，油炸、烧烤食品，螃蟹，蛤蜊，腊肉，冷饮。

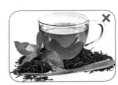 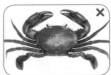 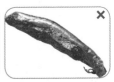

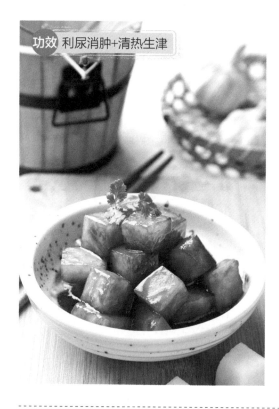

红烧冬瓜

材料：冬瓜750克。

调料：生抽、蚝油各1大匙，老抽、白糖各2小匙。

做法：

❶ 冬瓜去皮洗净，切成块。

❷ 油锅烧热，倒入冬瓜块，翻炒至冬瓜块稍变软。

❸ 倒入生抽和老抽，继续翻炒。

❹ 碗内倒入蚝油，加白糖和水调匀，倒入锅内。

❺ 转中火继续翻炒至汁水快收干即可。

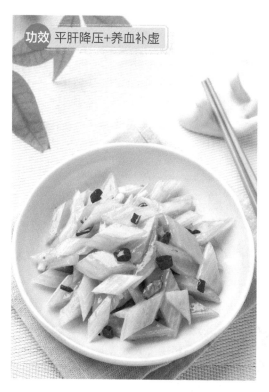

素炒芹菜

材料：芹菜500克，葱少许。

调料：老抽2小匙，花椒适量，盐、味精各少许。

做法：

❶ 芹菜摘去叶片，洗净切段；葱洗净，切成葱花。

❷ 油锅烧热，将花椒炸出香味后捞出，放入葱花炝锅。

❸ 放入芹菜段翻炒至断生，加入剩余调料炒拌均匀即可。

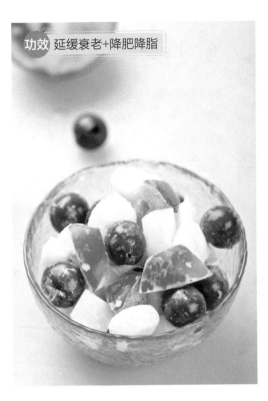

沙拉球

材料：鹌鹑蛋4个，西红柿、冬瓜、绿樱桃各100克。

调料：低脂沙拉酱适量。

做法：

❶ 西红柿、绿樱桃分别洗净，西红柿切成块。

❷ 冬瓜去皮、去瓤后洗净，挖成球煮熟，盛出凉凉；鹌鹑蛋洗净，煮熟，剥去外壳。

❸ 将西红柿块、鹌鹑蛋、绿樱桃和冬瓜球混合放入大碗中，加低脂沙拉酱拌匀即可。

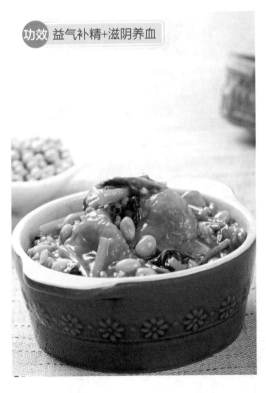

粗粮土鸡煲

材料：土鸡肉600克，十谷米（十谷米一般包含小米、小麦、荞麦、糙米、黑糯米、芡实、燕麦、莲子、玉米和红薏苡仁）50克，黄豆、菠菜段各适量。

调料：盐适量，高汤1000毫升。

做法：

❶ 十谷米、黄豆均洗净后浸泡，每隔1小时换1次水，4个小时后捞出。

❷ 土鸡肉洗净，剁小块，放入沸水锅中汆烫，洗净血水后捞出，盛入盘中。

❸ 锅置火上，放入十谷米、黄豆、高汤和适量清水，大火煮沸，放入土鸡块，煮沸后转中小火焖煮1个小时至熟透，放入菠菜段略煮，加盐调味即可。

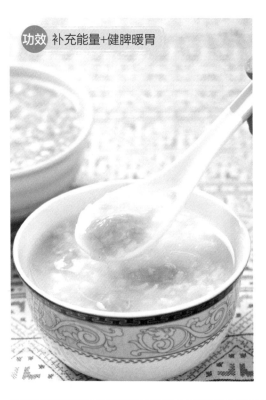

香蕉糯米粥

材料： 香蕉3根，糯米50克。

调料： 冰糖100克。

做法：

❶ 香蕉去皮，切块；糯米淘洗干净，入清水中浸泡1小时。

❷ 锅置火上，加入适量清水，然后放入浸泡好的糯米，大火煮沸，放入冰糖，转小火煮25分钟左右，煮至粥熟烂。

❸ 放入香蕉块，搅拌均匀即可。

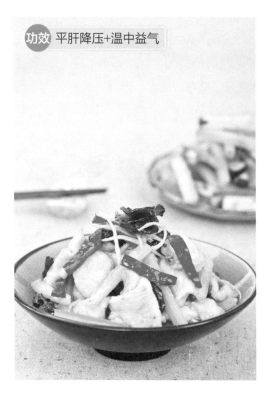

功效 平肝降压+温中益气

芹菜炒鸡片

材料： 鸡肉250克，芹菜1根，红甜椒1个，鲜黑木耳、姜各10克。

调料： 香油1小匙，盐、水淀粉各适量，胡椒粉少许。

做法：

❶ 鸡肉处理干净后切片；姜切丝；芹菜择洗干净，切段；鲜黑木耳洗净，切条；红甜椒洗净，切条。

❷ 鸡肉片加盐、部分水淀粉拌匀，油锅烧热，投入鸡肉片炒至八成熟，倒出。

❸ 另起油锅烧热，放入姜丝、芹菜段、红甜椒条炒片刻，加入鸡肉片、鲜黑木耳条、盐、胡椒粉，用中火炒透，再用水淀粉勾芡，淋入香油即可。

胰腺癌

胰腺癌是一种确诊率不高，手术死亡率较高，而治愈率很低，诊断和治疗都很困难的消化道恶性肿瘤。约90%的胰腺癌起源于腺管上皮的导管腺癌。男性发病率明显高于女性。近年来胰腺癌的发病率和死亡率有明显上升的趋势。

✺ 胰腺癌常见人群

➕ 长期摄入高脂肪和高蛋白类食物的人群。

➕ 长期吸烟、饮酒的人群，过量饮用咖啡的人群。

➕ 40岁以上，无诱因腹痛、饱胀不适、食欲不振、消瘦、乏力、腹泻、腰背部酸痛的人群。

➕ 患有糖尿病的人群。

➕ 有胰腺癌家族史的人群。

➕ 有慢性胰腺炎病史，治愈后反复发作的人群。

✺ 饮食方向

➕ 提倡低脂肪、低蛋白质、高纤维素和高维生素饮食。

➕ 戒酒。少饮或不饮高酒精含量饮料可避免发生胰腺炎，从而避免或降低患胰腺癌的概率。

➕ 戒烟。每天的吸烟量和烟龄长短与胰腺癌发生成正相关，从少年时期即开始吸烟者更易患胰腺癌。

✺ 饮食宜忌

☑ 适宜食材

香菇、白菜、西红柿、胡萝卜、山药、苹果、猕猴桃、哈密瓜、无花果、草莓、西瓜、樱桃、枇杷、橘子、橙子、柚子、蓝莓、木瓜、牛肉、鸡肉、茯苓、鲫鱼、牛奶、核桃、鸡蛋等。

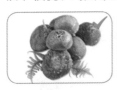 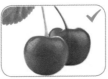 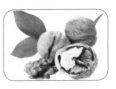

☒ 禁忌食材

辛辣刺激性食物，浓茶，咖啡，酸辣粉，烧烤、油炸食品，螃蟹。

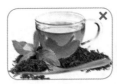 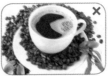 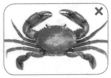

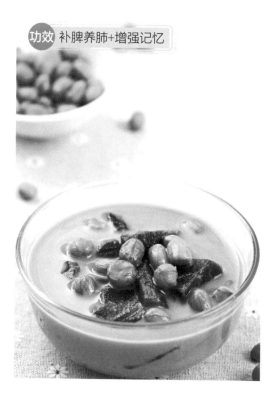

牛奶山药汤

材料：紫山药400克，花生、牛奶各适量。

调料：无。

做法：

❶ 紫山药洗净，去皮，切块。

❷ 花生放入水中浸泡1小时，捞出，放沸水中煮熟。

❸ 锅置火上，倒入牛奶，放入熟花生、紫山药块，煮至紫山药块熟烂，汤汁浓郁即可。

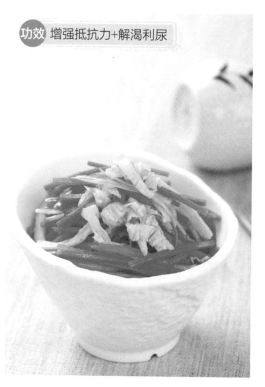

胡萝卜丝拌白菜

材料：白菜、胡萝卜各100克，葱适量。

调料：盐、醋各少许，五香粉、豆瓣酱、老抽各适量。

做法：

❶ 白菜、葱洗净，切丝。

❷ 胡萝卜洗净，去皮，切丝。

❸ 白菜丝、胡萝卜丝、葱丝放入碗中，加盐、醋、老抽、五香粉、豆瓣酱搅拌均匀即可。

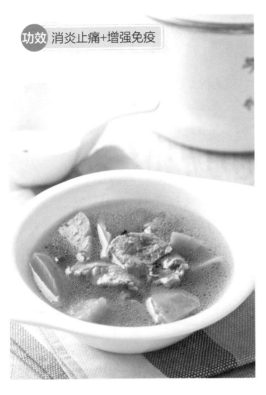

南瓜牛腩汤

材料： 南瓜30克，牛腩20克，葱段、姜片各少许。

调料： 大料3粒，盐、料酒各适量。

做法：

❶ 南瓜洗净，切成小块；牛腩洗净，切薄片。

❷ 油锅烧热，下葱段、姜片炒出香味。

❸ 放入牛腩片翻炒至快熟时烹入料酒，加清水煮沸。撇去浮沫，加入大料，改小火将牛腩炖熟。

❹ 拣去葱段、姜片、大料，放入南瓜块，用盐调味，继续炖至牛腩熟烂即可。

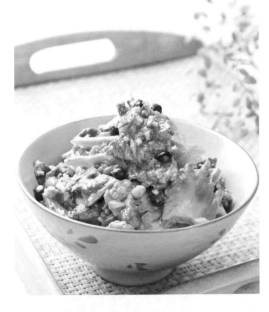

苦瓜炒牛肉

材料： 牛肉250克，苦瓜150克，豆豉、姜片、葱段各少许。

调料： 淀粉、料酒、盐、生抽、水淀粉各适量。

做法：

❶ 牛肉洗净切片，加部分盐、料酒、生抽和淀粉拌匀，略腌渍；苦瓜洗净，一剖为二，去籽及瓤，切片。

❷ 锅中注入清水煮开，倒入苦瓜片略汆烫，捞出沥干。再次将锅中的水煮开，倒入牛肉片汆烫至变色，捞出沥干。

❸ 油锅烧热，炒香豆豉、姜片、葱段，放入牛肉片、苦瓜炒匀，加盐、生抽、料酒调味，以水淀粉勾芡即可。

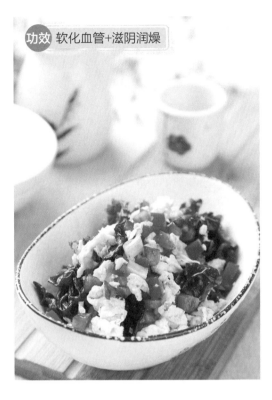

木耳炒鸡蛋

材料：干黑木耳10朵，鸡蛋2个，红甜椒、青椒各1个，葱末适量。

调料：盐半小匙，胡椒粉、料酒各少许，生抽1小匙。

做法：

❶ 黑木耳用冷水泡发变软，洗净，撕成块；鸡蛋磕入碗中打散，加料酒、胡椒粉调味；青椒、红甜椒洗净，切小粒。

❷ 油锅烧热，放入鸡蛋液，翻炒摊熟，撒入葱末炒香，加入黑木耳块炒匀，烹入生抽炒匀，盖上锅盖小火焖半分钟。

❸ 开盖加入青椒、红甜椒粒和盐翻炒均匀即可。

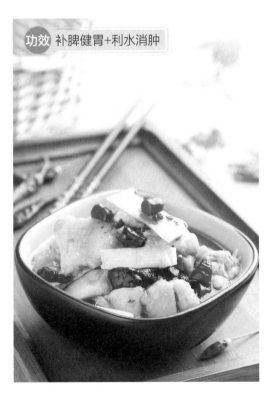

鲤鱼烩双鲜

材料：鲤鱼1条，香菇50克，冬笋100克，姜片、大蒜、葱花各适量。

调料：A.大料3粒，花椒、胡椒粉、盐各适量；B.老抽、白醋、生抽、料酒、白糖各2小匙；C.干辣椒段适量。

做法：

❶ 鲤鱼处理干净，切块，沥干，用盐、姜片腌渍10分钟；香菇、冬笋洗净切片，余烫后沥干。

❷ 油锅烧热，爆香花椒、大料、干辣椒段，放入鱼块煎至两面微黄，放入大蒜、香菇片、冬笋片和调料B，加水煮开，改小火收汁，加入胡椒粉和盐调味，撒上葱花即可。

前列腺癌

前列腺癌的发病率随着年龄增长而升高，80岁以上的男性群体，半数有前列腺癌病灶。前列腺癌发病有明显的地区和种族差异，据统计，前列腺癌的发病率欧洲人最高，非洲和以色列其次，我国及日本等国家为前列腺癌低发地区。

❀ 前列腺癌常见人群

➕ 患有膀胱癌或长期前列腺炎的患者群体。

➕ 65岁以上的男性群体。

➕ 有前列腺癌家族遗传史的人群。

❀ 饮食方向

➕ 适当饮用绿茶，可以预防前列腺癌。有研究表明，亚洲人喝绿茶的习惯在预防和治疗前列腺疾病方面发挥了一定的作用。

➕ 膳食需要注意营养搭配，多吃新鲜蔬菜、水果，尤其是含有B族维生素、维生素D、维生素E、异黄酮、木脂素、硒的食物。

➕ 避免摄入高脂肪、高胆固醇类食品。

➕ 戒除烟酒。

❀ 饮食宜忌

☑ **适宜食材**

黄豆、黑豆、小米、茄子、西红柿、大白菜、山药、苹果、香蕉、橙子、猕猴桃、哈密瓜、无花果、草莓、西瓜、樱桃、鲤鱼、鲫鱼、海带、鸡肉、鸭肉、杏仁、核桃、红枣、茯苓、木耳等。

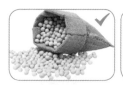 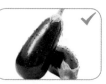 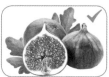

☒ **禁忌食材**

烧烤、油炸食品，奶油，肥肉，腊肠，螃蟹。

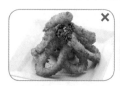  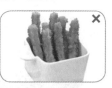

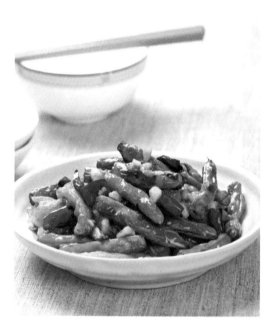

豆角炒茄条

材料：新鲜茄子200克，豆角100克，蒜末少许。

调料：盐半小匙，白糖、鸡精各适量，干辣椒段、水淀粉各少许。

做法：

❶ 茄子去皮洗净，切成长条；豆角择洗干净，切成段。

❷ 油锅烧热，将豆角段、茄子条分别过油，捞出沥油。

❸ 另起油锅烧热，炒香干辣椒段和蒜末，倒入炸好的豆角段、茄子条略炒。

❹ 加盐、白糖和鸡精调味，以水淀粉勾芡即可。

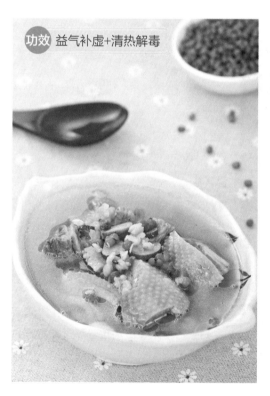

老鸭绿豆汤

材料：鸭肉500克，绿豆100克，甘草适量。

调料：盐适量。

做法：

❶ 鸭肉洗净，切块；绿豆洗净；甘草洗净，切片。

❷ 锅置火上，加入适量清水，放入鸭肉块、绿豆、甘草片。

❸ 大火煮沸后转小火煮35分钟，最后加盐煮至入味即可。

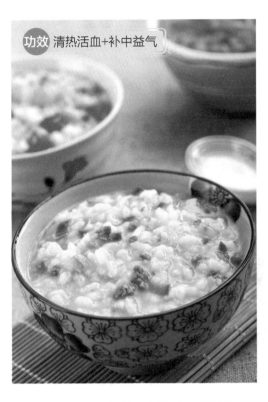

功效 清热活血+补中益气

茄子肉末粥

材料： 茄子200克，肉末50克，粳米100克，葱花、姜末各少许。

调料： 料酒、盐、味精各适量。

做法：

❶ 将茄子洗净，切成粒状，用沸水氽烫一下，沥水备用。

❷ 油锅烧至七成热，放入葱花、姜末，煸炒出香味，加肉末、料酒，炒至肉将熟时，加入茄子粒翻炒片刻，离火待用。

❸ 将粳米淘净，放入砂锅，加水适量，煮成稠粥，粥将熟时，拌入茄子粒、肉末，加盐、味精，再煮至沸腾即可。

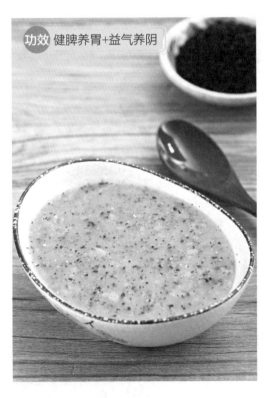

功效 健脾养胃+益气养阴

山药芝麻羹

材料： 山药15克，黑芝麻120克，粳米60克。

调料： 玫瑰糖6克，鲜牛奶200毫升，冰糖120克。

做法：

❶ 将粳米洗净，用清水浸泡1小时，捞出滤干；山药去皮洗净，切成小颗粒；黑芝麻炒香。

❷ 将粳米、山药、黑芝麻放入碗中，加水和鲜牛奶拌匀，磨碎后滤出细蓉。

❸ 锅中放入冰糖，加清水，融化过滤后煮开，将粳米、山药粒、黑芝麻磨碎的细蓉慢慢倒入锅内，加玫瑰糖不断搅拌成羹状，熟后起锅即可。

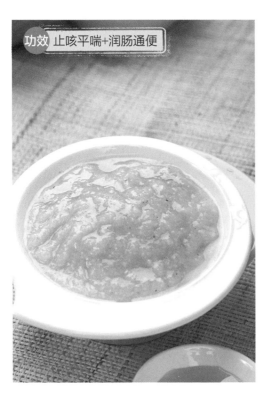

杏仁薏苡仁糊

材料： 杏仁粉10克，薏苡仁粉60克。

调料： 蜂蜜2大匙。

做法：

❶ 杏仁粉和薏苡仁粉倒入锅中拌匀。

❷ 锅中加入冷开水慢慢调匀，以小火煮滚，1分钟后熄火。

❸ 食用前加蜂蜜搅拌均匀。

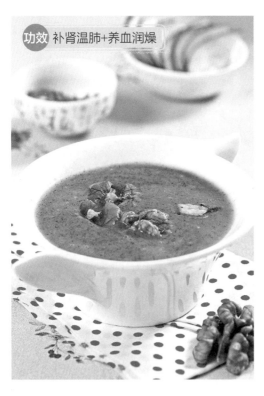

核桃芝麻糊

材料： 核桃50克，黑芝麻20克，杏仁粉10克。

调料： 蜂蜜1大匙。

做法：

❶ 核桃洗净，掰成小块。

❷ 黑芝麻放入锅中炒熟，盛出，放在案板上碾碎。

❸ 取一碗，放入黑芝麻粉、杏仁粉，拌匀后倒入开水搅拌。

❹ 放入核桃块，淋入蜂蜜即可。

肾癌

肾癌又称肾细胞癌、肾腺癌，是起源于肾实质泌尿小管上皮系统的恶性肿瘤。肾癌占成人肾脏恶性肿瘤的80%～90%。男性发病多于女性，男女患者比例约为2：1。

🦠 肾癌常见人群

➕ 长期在受严重污染的环境中居住或工作的人群。

➕ 长期吸烟或接触二手烟的人群。

➕ 高发年龄为50～70岁的人群。

➕ 肥胖且饮食习惯不洁的人群。

➕ 有肾癌家族遗传史的人群。

➕ 有高血压、肾炎等病史，治愈后反复发作的人群。

🦠 饮食方向

➕ 健康饮食，不暴饮暴食。

➕ 膳食要注意清淡，少油少盐。少吃或不吃煎炸、烟熏、烧烤、腌制类食品。

➕ 戒除烟酒。

🦠 饮食宜忌

☑️ 适宜食材

黄瓜、冬瓜、苦瓜、紫甘蓝、苹果、猕猴桃、梨、香瓜、哈密瓜、葡萄、草莓、西瓜、樱桃、枇杷、橘子、橙子、柚子、蓝莓、木瓜、红枣、鲤鱼、薏苡仁、百合等。

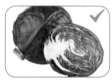 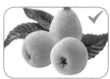 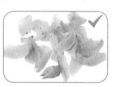

❎ 禁忌食材

辛辣刺激性食物，咖啡，烧烤、油炸食品，螃蟹，蛤蜊。

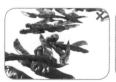 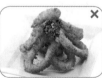 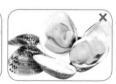

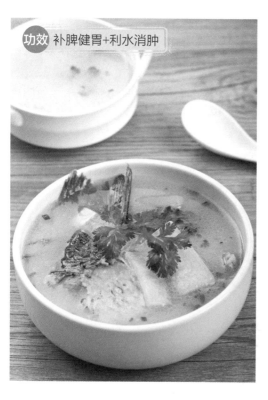

功效 补脾健胃+利水消肿

素鲤鱼汤

材料： 鲤鱼1条，冬瓜半个，葱段、姜片、香菜叶各适量。

调料： 胡椒粉、盐各少许，料酒、味精各适量。

做法：

❶ 鲤鱼处理干净后洗净；冬瓜洗净，去皮、瓤，切片。

❷ 油锅烧热，放入鲤鱼煎至两面变黄。

❸ 倒入适量清水，然后放入冬瓜片煮沸，接着放入料酒、葱段、姜片、盐、味精，煮至鱼熟，捞出葱段、姜片，最后撒入胡椒粉和香菜叶即可。

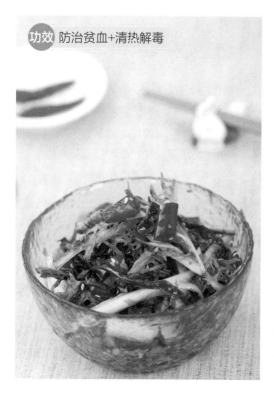

功效 防治贫血+清热解毒

紫甘蓝拌苦菊

材料： 苦菊350克，紫甘蓝100克，熟白芝麻适量。

调料： 花椒、香油、鸡精各少许，盐、白糖各1小匙，醋、生抽、红甜椒块各适量。

做法：

❶ 苦菊洗净后横竖切开；将紫甘蓝洗净切丝，将切好的苦菊、红甜椒块和紫甘蓝摆盘。

❷ 油锅烧热，放入花椒煸出香味后将热油淋在摆好的材料上。

❸ 再调入适量的生抽、醋、香油、盐、鸡精、白糖、熟白芝麻，拌匀即可。

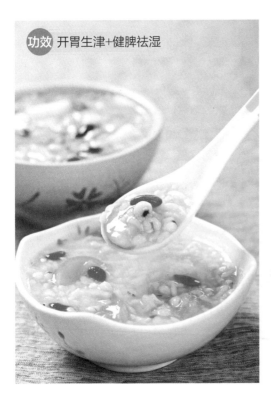

功效 开胃生津+健脾祛湿

金橘薏苡仁粥

材料：薏苡仁65克，糯米、金橘肉各40克，枸杞子10克。

调料：冰糖适量。

做法：

❶ 薏苡仁、糯米分别淘洗干净，浸泡2小时左右；枸杞子泡洗干净。

❷ 锅中倒入适量清水，放入薏苡仁、糯米煮25分钟。

❸ 加入金橘肉、枸杞子再煮约10分钟，最后加入冰糖煮至溶化即可。

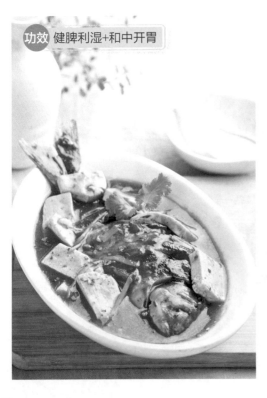

功效 健脾利湿+和中开胃

豆腐鲫鱼煲

材料：小鲫鱼2条，北豆腐1块，葱片、姜丝、香菜叶各少许。

调料：豆瓣酱、老抽各1小匙，白糖2小匙，鸡精、盐、面粉各适量。

做法：

❶ 鲫鱼宰杀，清洗干净，沥干水分，两面均匀地裹上面粉；北豆腐切成方块。

❷ 油锅烧热，入裹好面粉的鲫鱼，煎至两面呈金黄色捞出。

❸ 锅内入葱片和姜丝爆香，放入豆瓣酱炒香。加入开水，下煎好的鲫鱼，加入盐、白糖和老抽，炖5分钟。

❹ 下豆腐块，继续炖10分钟，出锅前加鸡精调味，用香菜叶稍点缀即可。

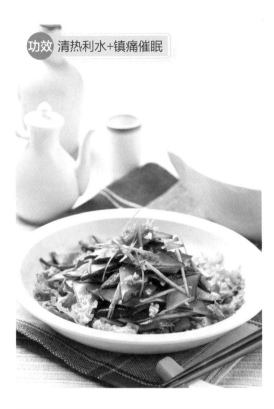

拌黄瓜

材料： 黄瓜250克，红甜椒、生菜各50克，葱丝、蒜末各适量。

调料： 盐、生抽、醋各适量，辣椒油少许。

做法：

❶ 黄瓜洗净，切片；红甜椒洗净，去籽，切丁。

❷ 生菜洗净，铺在盘底。

❸ 黄瓜、红甜椒一起装盘，加入盐、生抽、辣椒油、醋、蒜末拌匀，最后撒上葱丝即可。

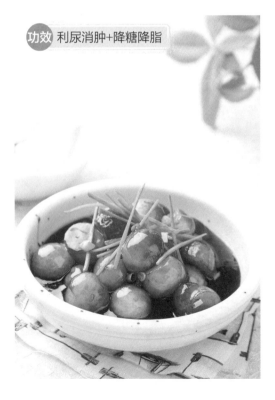

红烧瓜球

材料： 冬瓜500克，胡萝卜半根，香葱少许。

调料： 老抽、生抽各2小匙，白糖、蚝油各1小匙。

做法：

❶ 冬瓜洗净，在冬瓜肉上挖出小球；胡萝卜切细丝；香葱切碎。

❷ 油锅烧热，放入白糖，炒出糖色，当白糖开始冒小泡时放入冬瓜球，调入老抽上色。

❸ 冬瓜球呈棕红色时倒入蚝油、生抽，翻炒均匀关火。撒上香葱碎，在冬瓜球上面铺上胡萝卜丝即可。

乳腺癌

乳腺癌发病率自20世纪70年代末开始一直呈上升趋势。中国不是乳腺癌的高发国家，但情况也不宜乐观，近年来我国乳腺癌发病率的增长速度却高出高发国家1%～2%。

❀ 乳腺癌常见人群

➕ 长期使用激素类药品、保健品或化妆品的人群。

➕ 乳腺增生多年不愈的人群。且年龄越大、病史越长、肿块越大的人群，越容易发生恶变。

➕ 25～65岁女性人群，尤以50～55岁为高峰期。

➕ 13岁前月经初潮或绝经晚，独身未育或婚后不育者，未哺乳或哺乳过长的人群。

➕ 做人工流产次数比较多的人群。

➕ 反复、长期接触各种放射线的人群。

➕ 精神抑郁、性格暴躁、情绪不稳定、经常生气的人群。

➕ 有乳腺癌家族史的人群。

❀ 饮食方向

➕ 术后的饮食要注意多吃新鲜蔬菜、水果，忌食白酒以及辛温、油炸、烧烤、油腻、发霉等食物。

➕ 饮食多样化，营养均衡。

❀ 饮食宜忌

☑ **适宜食材**

黄豆、黑豆、绿豆、红小豆、蚕豆、小米、玉米、西红柿、山药、白萝卜、西蓝花、红薯、白菜、菠菜、油菜、香菇、土豆、鲤鱼、三文鱼、金枪鱼、海带、银耳、黑木耳、莲子、百合等。

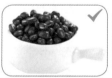 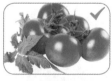 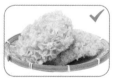

☒ **禁忌食材**

南瓜、奶油、咖啡、腊肠、腌菜、油条、薯条。

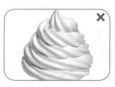 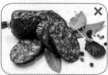 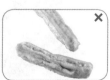

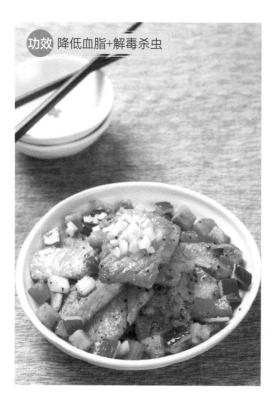

西红柿三文鱼

材料：西红柿1个，三文鱼肉300克，洋葱半个，葱白末少许。

调料：A.黑胡椒粉1小匙，胡椒盐半小匙；B.白糖2大匙，橄榄油1大匙，味精、迷迭香粉各半小匙。

做法：

❶ 西红柿去蒂洗净，切十字刀，放入沸水中汆烫，捞出后撕掉外皮，切成丁。

❷ 洋葱去皮洗净，切丁，与西红柿丁和调料B拌匀，腌渍20分钟。

❸ 将三文鱼肉洗净，切片，抹上调料A，放入热油锅中煎至鱼肉变硬变色，凉凉，加入洋葱丁、西红柿丁拌匀，撒上葱白末即可。

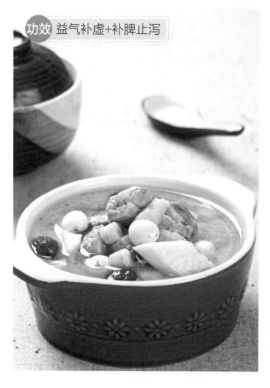

红枣莲子鸭肉煲

材料：鸭肉500克，干莲子70克，红枣、党参、姜片、山药块各适量。

调料：盐1小匙，醪糟适量。

做法：

❶ 鸭肉洗净，剁成块；莲子洗净，提前放入水中浸泡2个小时，捞出；其余材料均洗净，备齐。

❷ 将鸭肉块放入沸水锅中汆烫至熟透后捞出，洗净，沥干水分。

❸ 油锅烧至五成热，爆香姜片，再加入鸭肉块，煸炒至水分略干。

❹ 放入莲子、山药块、党参、红枣、醪糟和适量清水，大火煮开，撇去浮沫，盖上锅盖转小火煮40分钟加盐即可。

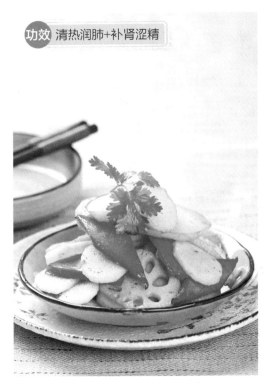

拌三蔬

材料： 莲藕、山药各150克，胡萝卜80克，香菜段少许。

调料： 盐、味精、胡椒粉各适量。

做法：

❶ 将莲藕、山药、胡萝卜去皮洗净，切成薄片。

❷ 油锅烧热，放入胡萝卜片、莲藕片、山药片炒熟。

❸ 加入适量的盐、味精、胡椒粉拌均匀，并用香菜段点缀即可。

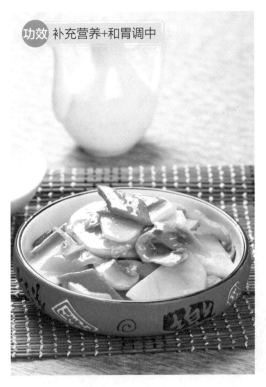

功效 补充营养+和胃调中

口蘑炒土豆片

材料： 土豆150克，口蘑、胡萝卜片各100克，青椒片20克。

调料： 盐、鸡精各半小匙，水淀粉适量，香油少许。

做法：

❶ 土豆去皮洗净，切片，浸泡在水中；口蘑洗净，切片。

❷ 油锅烧热，倒入土豆片煸炒片刻，加口蘑略炒。

❸ 倒入胡萝卜片和青椒片炒匀。

❹ 加少量清水略煮，加盐、鸡精调味，以水淀粉勾芡。

❺ 淋入少许香油，出锅装盘即可。

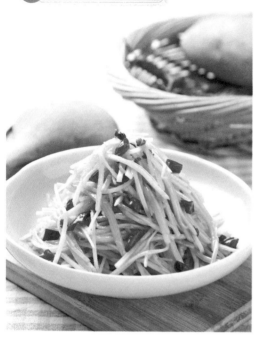

干煸土豆丝

材料：土豆400克，葱少许。

调料：花椒少许，盐、鸡精各适量，干辣椒少许。

做法：

❶ 土豆去皮，洗净切丝；干辣椒洗净切圈；葱洗净切丝，备用。

❷ 油锅烧热，下入干辣椒圈、花椒、葱丝炒香。

❸ 然后入土豆丝翻炒至变色。

❹ 最后放入盐、鸡精炒匀，起锅装盘即可。

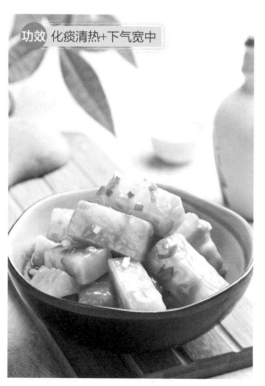

味噌白萝卜

材料：白萝卜600克，姜片10克，葱末70克。

调料：味噌80克，白糖半大匙，醪糟、味醂各1大匙。

做法：

❶ 在味噌中加适量的水，调匀；白萝卜洗净去皮，切块；其他材料备齐。

❷ 锅中盛水，煮沸后加入白萝卜块汆烫10分钟后捞起，沥干水分。

❸ 油锅烧热，爆香姜片，加水煮沸，加入味噌、白萝卜、白糖、醪糟及味醂，煮沸后盖上锅盖，小火炖约25分钟至软烂，然后关火焖约5分钟，起锅前放入葱末即可。

宫颈癌

宫颈癌是女性常见的恶性肿瘤之一，严重威胁到女性健康。在女性群体中，宫颈癌的发病率仅次于乳腺癌，所以女性应该重视恶性肿瘤。

❀ 宫颈癌常见人群

⊕ 过早开始性生活、性生活不节制、性伙伴过多的女性。

⊕ 早年分娩、密产、多产的女性。

⊕ 宫颈原位癌高发年龄为30～35岁，宫颈浸润癌一般为45～55岁。

⊕ 长期外阴部卫生不洁的人群。

⊕ 有宫颈癌家族病史的人群。

⊕ 有宫颈疾病病史，治愈后反复发作的人群。

❀ 饮食方向

⊕ 不滥用药物，尤其不要滥用性激素类药及有细胞毒性的药物，防止药物致癌危险。

⊕ 膳食要注意合理搭配，营养均衡，少吃或不吃油炸、烟熏和腌制食品。多吃新鲜水果和蔬菜，摄取维生素和矿物质类。多吃五谷杂粮和含有植物性蛋白质类食物。

❀ 饮食宜忌

☑ 适宜食材

玉米、糙米、黄豆、西红柿、香菇、白萝卜、芦笋、小白菜、菠菜、草莓、猕猴桃、哈密瓜、无花果、西瓜、樱桃、枇杷、橘子、橙子、柚子、蓝莓、木瓜、杏仁、核桃、红枣、猪瘦肉、鸡蛋等。

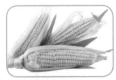 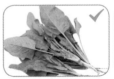 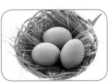

☒ 禁忌食材

浓茶、肥肉、腊肠、烤羊肉串、油条、螃蟹、狗肉、桂皮、韭菜。

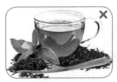 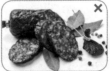 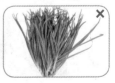

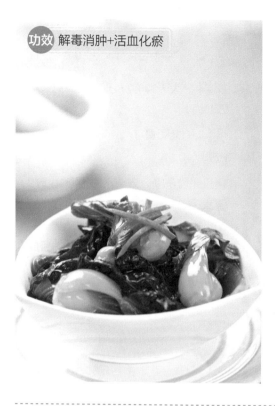

炝拌小油菜

材料： 小油菜300克，水发黑木耳50克，胡萝卜丝少许。

调料： 盐、老抽、味精、辣椒油、花椒油各适量。

做法：

❶ 小油菜洗净；水发黑木耳洗净，沥干，切成丝。

❷ 锅内加水煮沸，放入小油菜、水发黑木耳、胡萝卜丝，氽烫至断生后捞起，浸入凉开水中，捞出沥干，备用。

❸ 将小油菜、水发黑木耳丝、胡萝卜丝与盐、老抽、味精、辣椒油、花椒油拌匀即可。

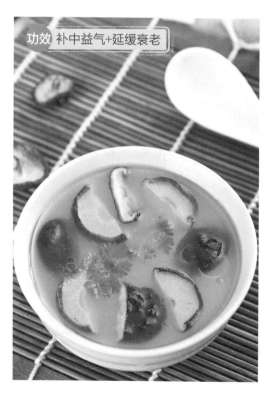

香菇瘦肉汤

材料： 鲜香菇块250克，猪瘦肉块、鸡骨架块各100克，香菜叶少许。

调料： 高汤800毫升，盐、花椒、料酒、味精各适量。

做法：

❶ 锅置火上，煮沸后放入香菇块氽烫至熟，捞出，放入炖盅中。

❷ 鸡骨架块、猪瘦肉块入沸水锅中氽烫后捞出，洗净，入炖盅中，放入花椒、高汤、料酒。

❸ 将炖盅入上汽的蒸锅中蒸55分钟后取出，去猪瘦肉块、鸡骨架块、花椒，最后加盐、味精、香菜叶即可。

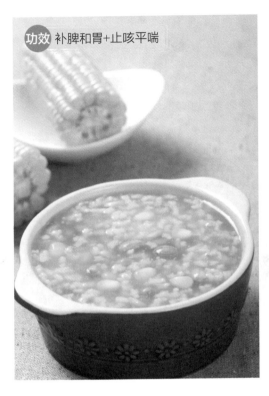

双米花生粥

材料：大米100克，玉米粒65克，花生仁30克。

调料：盐适量。

做法：

❶ 玉米粒洗净，入清水中浸泡2小时。

❷ 大米、花生仁分别洗净入清水中浸泡1小时。

❸ 锅置火上，加入适量清水，然后放入大米、花生仁大火煮10分钟。

❹ 放入玉米粒，煮沸后转小火煮至粥熟烂，最后加入盐调味即可。

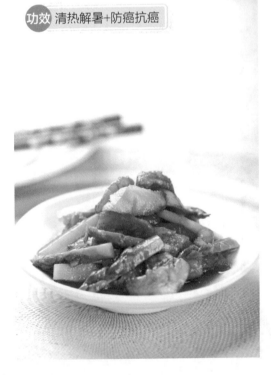

芦笋拌茄块

材料：茄子300克，芦笋100克，葱末、蒜末、姜末各适量。

调料：高汤、盐、鸡精、白糖、胡椒粉、蚝油、香油、老抽各适量。

做法：

❶ 茄子去皮洗净，切成块，上笼蒸熟，凉凉；芦笋去老皮，洗净后切成段。

❷ 油锅烧热，煸香葱末、蒜末、姜末，加入高汤、盐、鸡精、胡椒粉、白糖炒匀，放入芦笋段煮沸，捞出凉凉，放入盘中。

❸ 剩余调料调匀成味汁，与茄子块、芦笋段拌匀即可。

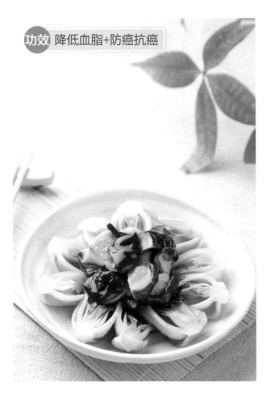

香菇油菜

材料：水发香菇100克，油菜200克。

调料：肉汤2大匙，水淀粉2小匙，盐、味精各少许。

做法：

❶ 将香菇洗净去蒂，撕成小朵，入沸水锅中汆烫片刻，捞出沥干水分；油菜洗净，一剖为二。

❷ 油锅烧热，放入油菜，煸炒约1分钟。

❸ 加入肉汤、盐，放入香菇朵煮开。

❹ 煮沸约2分钟后加入味精，用水淀粉勾芡，起锅装盘即可。

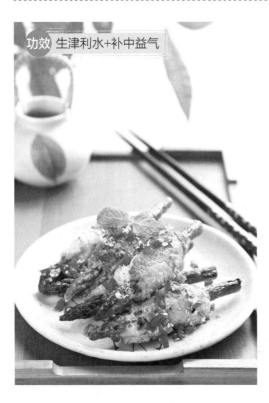

芦笋里脊卷

材料：芦笋10根，猪里脊肉250克，鸡蛋1个，红甜椒3个。

调料：生抽1大匙，盐半小匙。

做法：

❶ 芦笋去根部、切段，锅中加水煮沸后加盐，放入芦笋汆烫后捞出；红甜椒切碎。

❷ 猪里脊肉切成薄片，在表面抹少许生抽和盐，静置2分钟。

❸ 芦笋放在一片里脊肉上，用里脊肉片把芦笋卷起。

❹ 鸡蛋打散，将卷好的里脊卷在蛋液中蘸一下，使之裹上蛋液。

❺ 油锅烧热，放入里脊卷，煎至肉片全熟，撒上红甜椒碎，捞出即可。

鼻咽癌

鼻咽癌是指发生于鼻咽腔顶部和侧壁的恶性肿瘤。鼻咽癌是我国的高发恶性肿瘤之一，集中高发于我国南方地区。常见临床症状为鼻塞、涕中带血、复视、耳闷堵感、听力下降及头痛等。

❀ 鼻咽癌的常见人群

➕ 长期在受严重污染的环境中居住的人群；长期食用腌制食品的人群。

➕ 长期接触石棉，砷化合物，电离辐射，芥子气以及煤烟、焦油和石油中的多环芳羟类物质的人群。

➕ 我国南方地区居民，如广东、广西、福建、湖南等地区。年龄在40岁以上者更应警惕。

➕ 有鼻咽癌家族遗传史的人群。

➕ 有鼻咽部病史，治愈后反复发作的人群。

❀ 饮食方向

➕ 适量饮用绿茶，有利于预防鼻咽癌。

➕ 饮食合理搭配，营养均衡。要富含蛋白质、维生素、氨基酸等营养物质，多选用清热解毒类以及化痰散瘀类食物。

➕ 戒除烟酒。

❀ 饮食宜忌

☑ 适宜食材

山药、香菇、白萝卜、苦瓜、白菜、草莓、猕猴桃、香蕉、哈密瓜、无花果、西瓜、樱桃、枇杷、橘子、橙子、柚子、蓝莓、木瓜、茯苓、红枣、金银花、酸奶、海带、紫菜等。

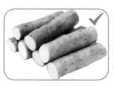 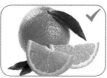 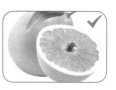

☒ 禁忌食材

辛辣刺激性食物、咖啡、油条、奶油、薯条、螃蟹、蛤蜊、腊肠、烧烤类食物。

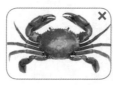 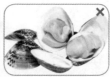 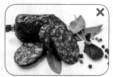

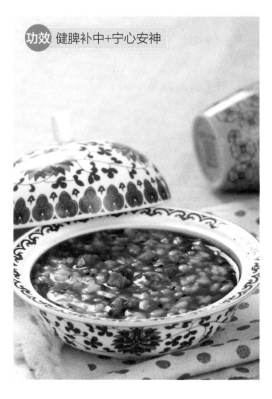

茯苓黑芝麻粥

材料：大米100克，核桃仁50克，茯苓、黑芝麻各20克。

调料：盐、香油各少许。

做法：

❶ 大米淘净；核桃仁用热水浸泡；茯苓研碎。

❷ 砂锅置火上，倒入浸泡好的大米和茯苓碎，再倒入适量清水，大火煮沸后转小火焖煮25分钟。

❸ 锅中放入核桃仁、黑芝麻，再煮20分钟，煮至粥稠米烂，最后加盐、香油调味即可。

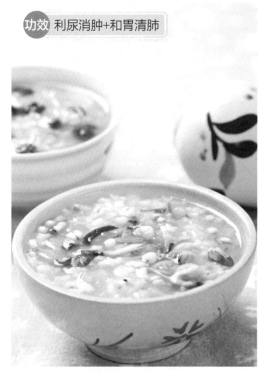

香菇冬瓜粥

材料：冬瓜丝100克，薏苡仁75克，大米30克，鲜香菇丝20克，香菜末适量。

调料：盐适量，胡椒粉少许。

做法：

❶ 薏苡仁洗净，用水浸泡2小时；大米淘洗干净，入清水中浸泡1小时。

❷ 锅中加入薏苡仁和水，大火煮开，转小火煮15分钟，放入大米大火煮开，转小火续煮20分钟。

❸ 放入冬瓜丝、鲜香菇丝，大火煮开，转小火煮约8分钟至粥熟，加盐、胡椒粉和香菜末调味即可。

口腔癌

口腔癌是头颈部较常见的恶性肿瘤之一。全世界约60%的口腔癌发生在南亚和东南亚地区，很大一部分原因是这些地区居民有咀嚼槟榔的习惯。

✳ 口腔癌常见人群

- ➕ 长期不注意口腔卫生、口腔不洁的人群。
- ➕ 长期咀嚼槟榔或槟榔子的人群。
- ➕ 长期食用过热食物的人群。
- ➕ 长期抽烟、喝酒的人群。
- ➕ 戴假牙的人群。
- ➕ 有口腔癌家族遗传史的人群。
- ➕ 有口腔黏膜病史，治愈后反复发作的人群。

✳ 饮食方向

- ➕ 平衡饮食，粗细搭配，合理营养。多吃新鲜蔬菜和水果。注意多吃含有维生素A的食物。
- ➕ 不食用过烫的水与食物，避免刺激口腔组织。
- ➕ 戒除烟酒。口腔癌患者大多有长期吸烟、饮酒史，所以戒除烟酒是最有效的方法。

✳ 饮食宜忌

✅ **适宜食材**

黑豆、黄豆、芦笋、黄瓜、西红柿、白菜、西蓝花、菠菜、油菜、豆角、菜花、豌豆、山药、香菇、苹果、梨、橙子、猕猴桃、哈密瓜、枇杷、橘子、葡萄、柚子、蓝莓、木瓜、鸡肉、猪瘦肉、鸭肉、绿茶，酸奶等。

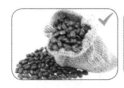 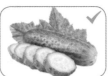 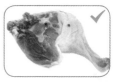

❎ **禁忌食材**

辛辣刺激性食物、肥肉、奶油、薯条、臭豆腐、腊肠、烧烤类食物。

 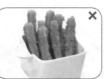 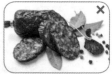

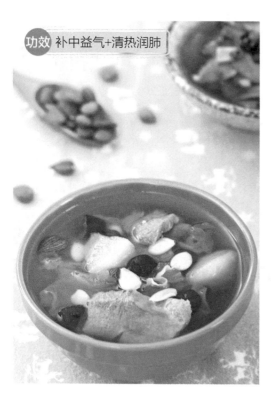

什锦雪梨汤

材料： 雪梨400克，猪瘦肉块350克，甜杏仁40克，银耳、苦杏仁、红枣各适量。

调料： 盐适量。

做法：

❶ 银耳入温水中浸泡至发，去蒂洗净，撕小朵。

❷ 雪梨洗净，去皮，切块。

❸ 锅置火上，加入适量清水及所有材料盖盖，大火煮沸后转小火煮2小时左右，最后加盐调味即可。

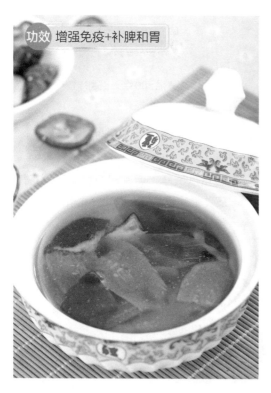

功效 增强免疫+补脾和胃

菌香丝瓜汤

材料： 丝瓜500克，鲜香菇40克。

调料： 高汤200毫升，料酒、姜汁、鸡精、盐各适量。

做法：

❶ 丝瓜洗净，去皮，切片，入沸水中汆烫后过凉，沥干。

❷ 香菇去蒂洗净，切块，浸泡香菇的水备用。

❸ 油锅烧热，烹入料酒、姜汁，然后倒入浸泡香菇用的水、高汤，加入盐、鸡精调味。

❹ 接着放入香菇片、丝瓜片，煮至入味即可。

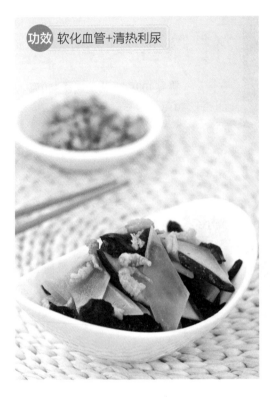

功效 软化血管+清热利尿

黄瓜木耳拌海米

材料：黄瓜200克，莴笋、水发黑木耳各150克，水发海米50克。

调料：香油、盐、味精各适量。

做法：

❶ 将黄瓜洗净，切片；莴笋去皮，洗净，切成片；水发黑木耳洗净。

❷ 莴笋、黑木耳分别用开水汆烫一下，放入凉开水中过凉，捞出沥干。

❸ 将黄瓜片、莴笋片、黑木耳放入碗内，加入盐稍腌。

❹ 再放入水发海米、味精，淋入香油拌匀即可。

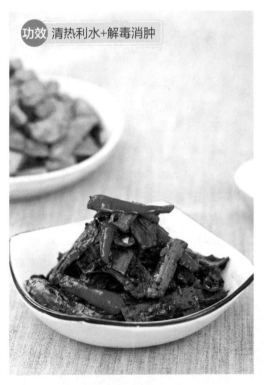

功效 清热利水+解毒消肿

香炒黄瓜皮

材料：黄瓜500克，红甜椒2个，鲜紫苏叶、蒜末适量。

调料：豆豉、盐、香油各适量。

做法：

❶ 黄瓜洗净，用削皮刀轻轻削下黄瓜皮（带一点儿瓜肉）；红甜椒洗净，切条；紫苏叶切碎。

❷ 用盐将黄瓜皮腌渍约30分钟，沥干水分。

❸ 油锅烧热，下蒜末、豆豉爆香，入黄瓜皮和红甜椒条翻炒，淋入香油，撒上紫苏碎即可。

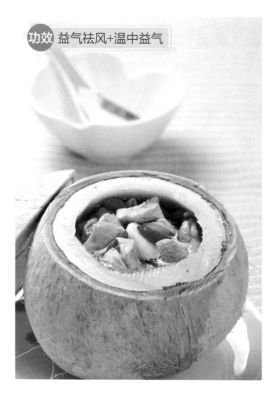

椰香鸡汤

材料： 鸡腿肉200克，香水椰子1个，山药块、水发枸杞子各适量。

调料： 盐1小匙，鸡精少许。

做法：

❶ 从椰子顶部约1/5处切开，椰子汁倒出，椰子盖留用；鸡腿肉洗净，切块。

❷ 将鸡腿块放入沸水锅中汆烫，洗净血水，捞出，沥干水分。

❸ 鸡腿块、山药块、枸杞子放入椰壳内，倒入准备好的椰子汁（约9分满）。

❹ 将椰子移至蒸锅，盖上椰子盖和锅盖，开火蒸1小时，待鸡肉熟后加盐、鸡精调味即可。

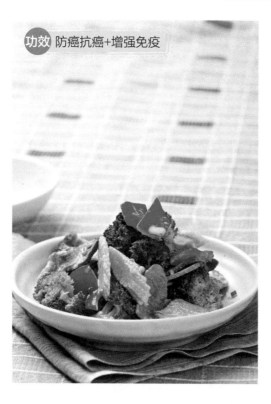

西蓝花拌牛肉

材料： 西蓝花180克，牛里脊肉100克，红甜椒、玉米笋各50克，蒜末、葱末各适量。

调料： 味噌1大匙，芥末粉2小匙，香油、白醋、白糖各1小匙。

做法：

❶ 将牛里脊洗净，切薄片，放入沸水中汆烫熟；西蓝花洗净，切成小块；玉米笋洗净，切斜片；红甜椒去蒂及籽洗净，切成片。

❷ 将做法❶中的蔬菜分别放入沸水中汆烫熟，捞出，用凉开水泡凉，捞出沥干，盛入盘中。

❸ 将所有材料加入所有调料拌匀即可。

皮肤癌

皮肤癌在我国的发病率较低，但在白色人种中却是常见的恶性肿瘤之一。在皮肤癌中以基底细胞癌最多见。皮肤癌最常见的发病原因是阳光暴晒。

❋ 皮肤癌常见人群

➕ 工作中经常接触沥青、焦油等，且没有采取很好防护措施的人群。

➕ 长期从事户外活动，皮肤长时间接触日晒的人群。

➕ 黑色素分泌不足的人群。

➕ 在小儿期有过严重晒伤的人群。

➕ 有皮肤癌家族遗传史的人群。

❋ 饮食方向

➕ 适当饮用绿茶。绿茶中有一种物质叫茶多酚，可以抑制自由基的活性和细菌生长，具有防癌抗癌的功效。

➕ 多食用含有维生素C和维生素E的食物，如绿色蔬菜、橙子、柚子、蜂蜜等。

➕ 不要食用被污染的食物和发霉的食品，如被污染的水、农作物、家禽鱼蛋等，要吃一些绿色有机食品，防止病从口入。

➕ 戒除烟酒。烟酒是癌症患者的大忌，戒除烟酒是预防皮肤癌最有效的方法。

❋ 饮食宜忌

☑ 适宜食材

芦笋、油菜、白萝卜、西蓝花、香菇、山药、西瓜、哈密瓜、柚子、草莓、樱桃、橙子、三文鱼、鸭肉、茯苓等。

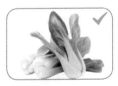 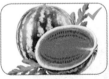 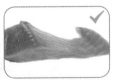

☒ 禁忌食材

奶油、咖啡、肥肉、烤羊肉串、腌菜、茴香、芥末。

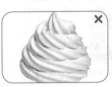 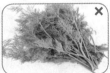 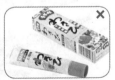

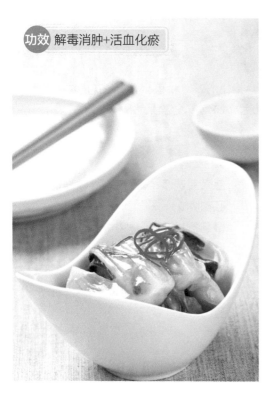

鸡汁小油菜

材料： 小油菜500克。

调料： 新鲜鸡汁适量，盐、白糖、鸡精各半小匙，水淀粉少许。

做法：

❶ 小油菜洗净，一剖为四；锅中注入适量清水煮开，滴入少许植物油，倒入小油菜汆烫至断生。

❷ 油锅烧热，倒入小油菜翻炒至变软。

❸ 倒入鸡汁略煮。

❹ 加盐、白糖、鸡精调味，加水淀粉勾芡，出锅装盘即可。

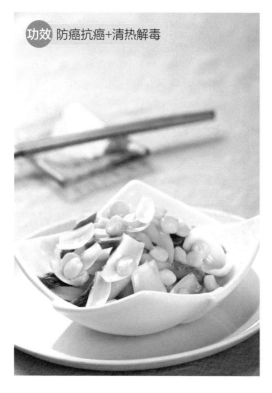

芦笋玉米百合

材料： 芦笋400克，玉米粒、鲜百合各100克。

调料： 香油4小匙，鸡精少许，盐半小匙。

做法：

❶ 芦笋去老皮洗净，切成段；玉米粒洗净；鲜百合洗净，去黑边，放入清水中浸泡。

❷ 锅内加适量水煮沸，放入芦笋段、玉米粒、鲜百合汆烫片刻，捞出沥干。

❸ 将所有材料装入盘中，加入盐、鸡精、香油拌匀即可。

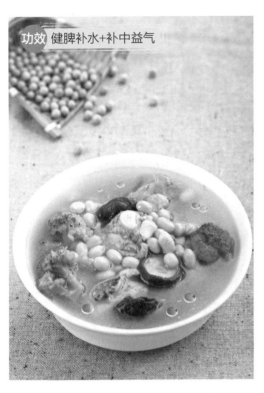

黄豆排骨蔬菜汤

材料：排骨450克，黄豆50克，西蓝花20克，香菇4朵。

调料：盐适量。

做法：

❶ 黄豆洗净；香菇去蒂，洗净切半；西蓝花切成朵洗净。

❷ 将排骨洗净，剁小块放入沸水锅中，汆烫以去血水。

❸ 将黄豆、排骨放入锅中加水煮开，然后转小火约煮60分钟，再放入香菇、西蓝花、盐，煮开后即可。

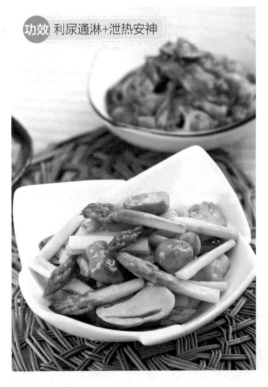

草菇烧芦笋

材料：芦笋500克，草菇200克。

调料：胡椒粉、盐、料酒、水淀粉、鲜汤各适量。

做法：

❶ 将草菇洗净，撕成块或条状；芦笋洗净，切成段。

❷ 油锅烧至七成热，放入草菇条煸炒几下，加料酒炒至变色；加入胡椒粉、少量鲜汤烧一下，再加入芦笋段。

❸ 用盐、水淀粉调成汁，倒入锅内，炒匀即可。

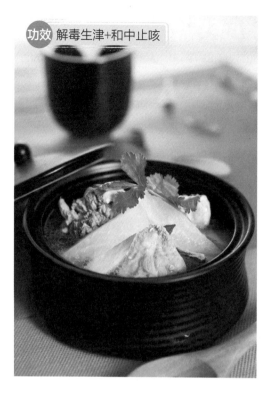

功效 解毒生津+和中止咳

酸萝卜老鸭汤

材料： 老鸭块300克，白萝卜块200克，酸萝卜块100克，葱段、姜片各适量，香菜叶少许。

调料： 黄酒、大料、花椒、盐各适量。

做法：

❶ 锅中加水，放入姜片、黄酒、大料、花椒、老鸭块，煮开后去血污，捞出老鸭块冲净。

❷ 另起一锅，倒入清水，放入老鸭块、葱段、姜片、白萝卜块、酸萝卜块，大火煮开后改小火炖2小时，加盐调味，点缀香菜叶即可。

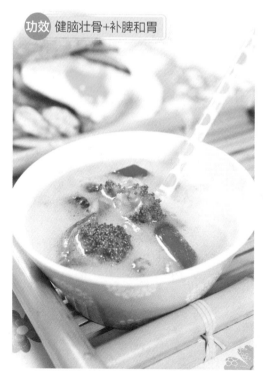

功效 健脑壮骨+补脾和胃

土豆蔬菜浓汤

材料： 土豆、西蓝花、红椒、黄椒各1个，芦笋适量。

调料： 胡椒粉、鲜奶、花生酱、盐各少许。

做法：

❶ 将土豆、西蓝花、红椒、黄椒、芦笋洗净。

❷ 土豆切成菱形片状；红椒、黄椒切成丝；西蓝花掰成小朵。

❸ 油锅烧热，加入所有材料炒至材料脱生。

❹ 锅中放入适量水，用中火煮开，再加盐、胡椒粉、鲜奶、花生酱调味即可。

白血病

据报道，我国各地区白血病的发病率在各种肿瘤中排第六位。按起病的缓急可分为急、慢性白血病。急性白血病病情发展迅速，病程数月。慢性白血病细胞分化较缓，发展缓慢，病程数年。

❀ 白血病常见人群

⊕ 长期接触电离辐射和电磁场的人群，尤其是接触钴-60的人群。

⊕ 长期服用含有氮芥、环磷酰胺、甲基苄肼、依托泊苷、替尼泊苷等药物的人群。

⊕ 长期接触苯及其衍生物、亚硝胺类物质、保泰松及其衍生物、氯霉素等化学物质的人群。

⊕ 有染色体畸变的人群。

⊕ 有白血病家族遗传史的人群。

❀ 饮食方向

⊕ 多摄食含有维生素C的食物。

⊕ 饮食要注意合理搭配，营养均衡，多吃新鲜蔬菜、水果，避免高脂、高糖类食品。

⊕ 注意少食多餐，切忌暴饮暴食。

❀ 饮食宜忌

☑ 适宜食材

黄豆、薏苡仁、小米、玉米、大米、糙米、黑豆、绿豆、胡萝卜、西蓝花、紫甘蓝、香菇、苹果、葡萄、梨、柠檬、猕猴桃、哈密瓜、无花果、草莓、西瓜、樱桃、甜杏仁、核桃、红枣、鳝鱼等。

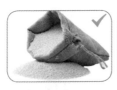 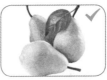 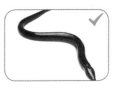

☒ 禁忌食材

辣椒、洋葱、大蒜、杏、花椒、芥末、油条、奶油、薯条、生冷海鲜、腊肠、烧烤。

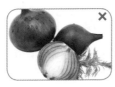 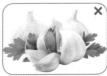 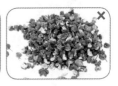

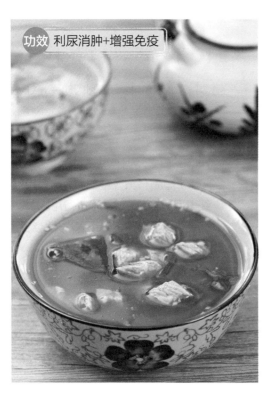

海带牛肉汤

材料：干海带100克，牛肉50克，蒜适量。

调料：香油、老抽、盐各适量。

做法：

❶ 干海带入清水中浸泡至软后洗净，捞出，沥干，切块；牛肉洗净，切块；蒜去皮，切末。

❷ 油锅烧热，放入牛肉块，再加香油、老抽和少许盐调味，炒匀，2分钟后放入海带块，一边搅拌一边炒约1分钟，再倒入适量清水，煮沸后放入蒜末，大火煮沸后转小火，盖盖煮20分钟，最后加剩余盐调味即可。

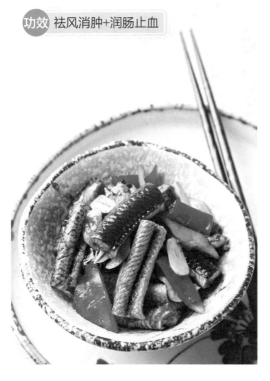

酱香鳝鱼段

材料：鳝鱼350克，青椒片、红甜椒片各20克，蒜片适量。

调料：豆瓣酱25克，盐、鸡精各半小匙，淀粉少许，料酒、白糖、水淀粉各适量。

做法：

❶ 将鳝鱼切段，其余材料备齐。

❷ 鳝鱼段中加淀粉和少许盐、料酒抓匀腌渍片刻。

❸ 油锅烧至五成热，倒入鳝鱼段稍炸，捞出沥油。锅底留油，炒香蒜片，倒入青椒片略炒。烹入料酒、豆瓣酱，倒入鳝鱼段、红甜椒片略炒，加盐、鸡精、白糖调味，用水淀粉勾芡即可。

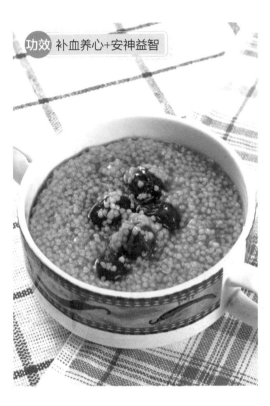

功效 补血养心+安神益智

小米桂圆粥

材料： 小米100克，桂圆肉30克，红枣3颗。

调料： 红糖适量。

做法：

❶ 将小米淘洗干净；桂圆肉洗净，备用。

❷ 红枣用清水泡涨，洗净，备用。

❸ 锅中倒入适量清水，下入小米、红枣用大火煮熟。

❹ 放入桂圆肉、红糖煮沸，待小米烂熟时即可熄火盛出。

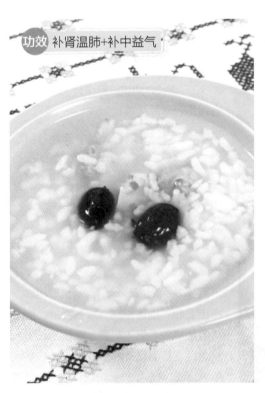

功效 补肾温肺+补中益气

核桃姜汁红枣粥

材料： 糯米200克，核桃仁100克，姜50克，红枣2粒。

调料： 红糖1大匙。

做法：

❶ 红枣、核桃仁洗净。

❷ 姜去皮，放入榨汁机中榨成姜汁，备用。

❸ 糯米洗净，放入锅中，加入适量清水煮沸，放入红枣、核桃仁、姜汁，以小火煮30分钟左右至软烂，最后加入红糖调味即可。

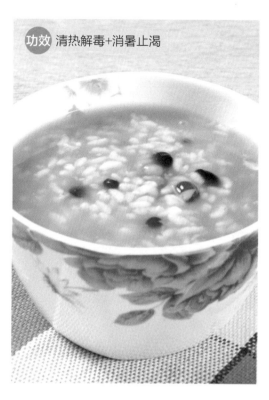

糯米绿豆汤

材料：糯米150克，黑豆、绿豆各50克，红小豆、黄豆各30克。

调料：白糖适量。

做法：

❶ 糯米淘洗干净，用清水浸泡1小时；黑豆、绿豆、红小豆、黄豆均洗净，用清水浸泡2小时。

❷ 锅中加适量清水煮沸，加入糯米、黑豆、绿豆、红小豆、黄豆再次煮沸。

❸ 改为中火续煮约1小时，加入白糖，以小火再煮约15分钟即可。

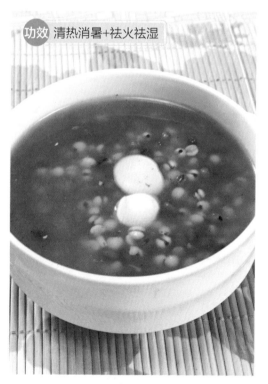

绿豆茯苓薏米粥

材料：绿豆150克，薏米100克，茯苓适量。

调料：冰糖适量。

做法：

❶ 绿豆洗净，用清水浸泡2小时；薏米淘净，用清水浸泡6小时；茯苓洗净，备用。

❷ 锅中加入适量清水，下入绿豆、茯苓、薏米，以大火煮沸，转小火续煮约40分钟，直到绿豆、薏米软熟熬成花糜状。

❸ 最后加入冰糖即可。

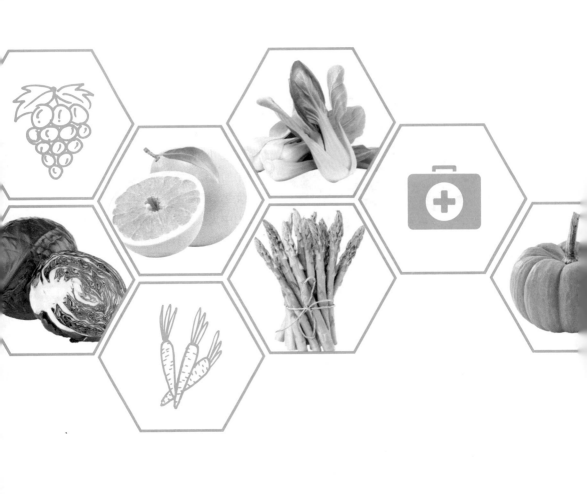

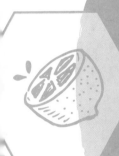

第五章

缓解不适
症状的饮食

癌症患者在接受放疗和化疗时，一般身体会出现一些不适症状，这些不适症状会加重患者的痛苦，如何能够减轻患者所承受的痛苦，让患者调整状态抵抗癌症？正确的饮食是一个良好的方法。

脱发

宜摄取的营养素（适量）：B族维生素、维生素E、卵磷脂、蛋白质、维生素C等。

宜摄取的食物：黑芝麻、核桃、葵花籽、松子、榛子、香菇、黑木耳、鸡蛋、牛奶等。

宜食用的药材：陈皮。

禁忌食物：辛辣刺激性食物；油脂过高的食物。

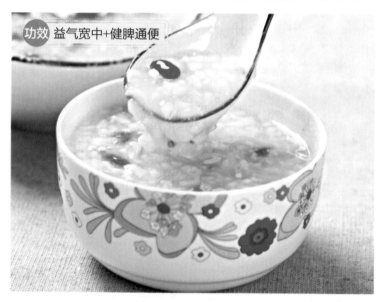

功效 益气宽中+健脾通便

大麦松仁粥

材料：糯米、大麦米各75克，松子仁20克，枸杞子10克。

调料：白糖适量。

做法：

❶糯米、大麦米分别洗净，糯米入清水中浸泡30分钟，大麦米入清水中浸泡1小时；枸杞子洗净。

❷锅置火上，加入适量清水，然后放入浸泡好的糯米、大麦米及白糖，大火煮沸后转小火煮至七成熟。

❸加入松子仁和枸杞子，小火煮至粥熟即可。

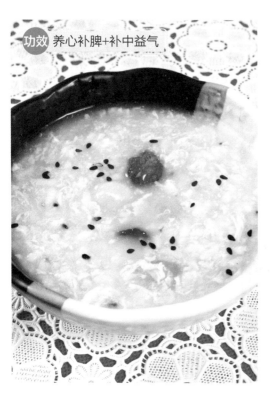

功效 养心补脾+补中益气

梅干莲子粥

材料： 大米100克，莲子30克，梅子2颗，鸡蛋1个，熟黑芝麻少许。

调料： 冰糖1大匙，料酒适量。

做法：

❶ 将大米、莲子、梅子分别洗净，大米放水中浸泡。

❷ 大米连同泡米的水倒入锅中，加适量水，大火煮开，转小火煮约20分钟，再放入莲子、梅子，改中小火煮5分钟至莲子变熟软。

❸ 将鸡蛋打散，将蛋汁沿着锅边，以顺时针方向淋入锅中，约10秒钟后用汤勺搅动，再加入料酒及冰糖，撒上黑芝麻即可。

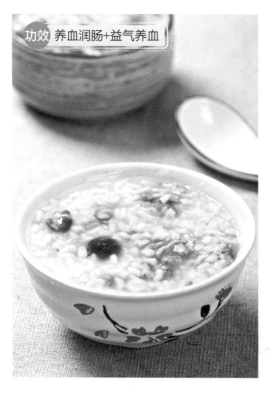

功效 养血润肠+益气养血

桂圆粥

材料： 糯米100克，松子仁、核桃仁、桂圆干各25克。

调料： 蜂蜜适量。

做法：

❶ 糯米淘洗干净，入清水中浸泡约3小时，备用。

❷ 将桂圆干、核桃仁和松子仁放入碗中，加少量水，上蒸锅隔水蒸50分钟左右，连同汁水一起取出。

❸ 将糯米放入锅中，加水煮沸后，转用小火熬煮35分钟至成稀粥，将蒸好的桂圆干、核桃仁、松子仁连汁倒入锅内，再次煮沸后，加蜂蜜调味即可。

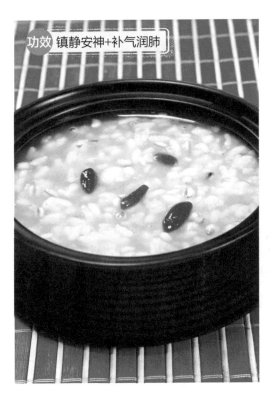

花生仁牛奶粥

材料：大米1杯，薏苡仁半杯，牛奶2杯，花生仁30克，枸杞子少许。

调料：白糖适量。

做法：

❶ 大米洗净，入水浸泡30分钟；花生仁去皮，洗净，浸泡2小时备用。

❷ 锅中倒入适量水，放入大米及花生仁，大火煮开。

❸ 改小火熬煮成粥，加入白糖调匀，盛起前加入牛奶、枸杞子，煮匀即可。

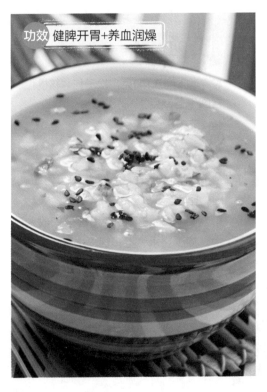

黑芝麻花生粥

材料：黑芝麻、花生仁各10克，糯米50克。

调料：盐（白糖）适量。

做法：

❶ 将花生仁和黑芝麻洗净，沥干水分，用搅拌机搅成末；糯米淘洗干净备用。

❷ 锅置火上，倒入适量水煮沸，再放入糯米煮开。

❸ 改用小火熬成粥，再放入花生仁、黑芝麻末同煮至黏稠，撒入盐或糖调味即可。

功效 滋阴润燥+软化血管

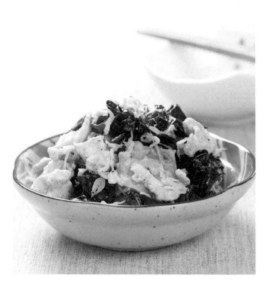

鲜炒三样

材料：干黑木耳、虾皮各100克，鸡蛋2个，蒜末适量。

调料：盐适量。

做法：

❶ 黑木耳用凉水泡发，去蒂，洗净，撕成小朵；虾皮洗净；鸡蛋打散，将部分虾皮倒入蛋液中搅匀。

❷ 油锅烧热，入打散的虾皮蛋液，炒熟，盛出。

❸ 锅底留油，入蒜末炒香，再入黑木耳朵，翻炒片刻，下入炒好的鸡蛋及余下的虾皮，调入盐翻炒均匀即可。

穴位按摩缓解症状

风池穴

位置：在颈后枕骨之下，胸锁乳突肌上端与斜方肌上端之间的凹陷中。

按摩方法：采用点揉法，以拇指指腹沿顺时针方向，点揉旋转5次，力度适中，以患者觉酸胀、不感痛为宜。

百会穴

位置：在头部，前发际正中直上5寸。

按摩方法：采用按法，以拇指指腹作用于百会穴，力度适中，以患者不感觉晕为宜。

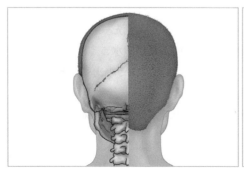

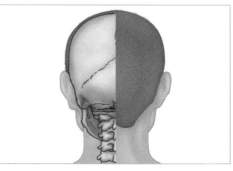

宜摄取的营养素（适量）：维生素B₁、维生素B₂、维生素C等。

宜摄取的食物：水果；碱味、原味食物（苏打饼干、全麦面包、糙米等）；生鲜蔬菜等。

宜食用的药材：六君子汤（在医生指导下服用）。

禁忌食物：过甜的食物（糖果、巧克力等）；油腻脂肪类食物；加工食品（罐头、腌制物等）；煎、炸、烤、熏等食物。

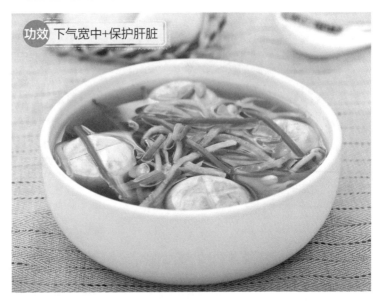

功效 下气宽中+保护肝脏

白萝卜豆芽汤

材料：白萝卜丝、黄豆芽各500克，口蘑300克，胡萝卜丝50克，葱段、姜片各适量。

调料：盐、胡椒粉、淀粉、味精、料酒各适量。

做法：

❶ 将白萝卜丝、胡萝卜丝，用淀粉抓匀；口蘑去蒂洗净，入淡盐水中浸泡后捞出，在菇面剞十字刀；黄豆芽洗净。

❷ 油锅烧热，炒香葱段、姜片，加入适量清水，煮沸。

❸ 放入口蘑大火煮6分钟，再放入黄豆芽，转小火煮至熟，捞出锅中的材料放入碗中；放入胡萝卜丝、白萝卜丝煮至再沸，捞出，放入碗中；在汤中加盐、料酒、味精调味，倒入碗中，加胡椒粉搅拌均匀即可。

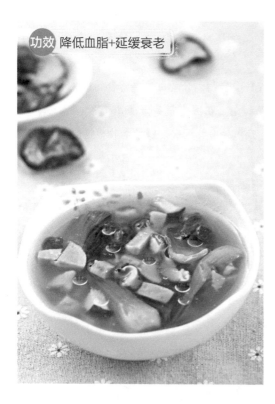

火腿香菇汤

材料：油菜200克，香菇6朵，火腿肠、白芷片各适量。

调料：盐适量，老抽、香油各少许。

做法：

❶油菜洗净，一切为二；香菇去蒂洗净，切丁；火腿肠切丁。

❷油锅烧热，放入香菇丁和火腿丁，翻炒片刻。

❸然后放入油菜，调入老抽，翻炒均匀，接着放入白芷片和适量清水，大火煮沸后转小火煮18分钟，最后加盐、香油调味即可。

穴位按摩缓解症状

合谷穴

位置：手背，第一、二掌骨间，第二掌骨桡侧的中点处。

按摩方法：拇指及食指指腹同掐住穴位按压，约3分钟。

天枢穴

位置：在腹部，横平脐中，前正中线旁开2寸。

按摩方法：患者取仰卧姿势，以拇指指腹按压，由缓渐重，约3分钟。

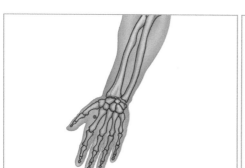

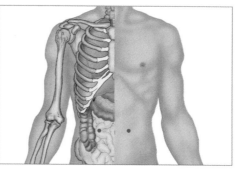

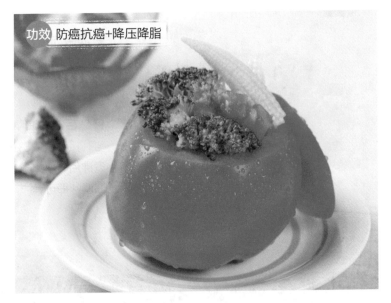

宜摄取的营养素（适量）：蛋白质、碳水化合物、维生素C、维生素E等。

宜摄取的食物：淀粉类食物；含蛋白质丰富食物；流质食物。

宜食用的药材：保和丸（在医生指导下服用）。

禁忌食物：油炸、油煎的食物；苦、辣的食物；过甜的食物。

功效 防癌抗癌+降压降脂

西红柿盅

材料：西红柿1个，西蓝花、玉米笋各适量。

调料：盐、香油、味精各少许。

做法：

❶ 西红柿洗净，在其顶部切开，挖出瓤，制成西红柿盅，然后将西红柿瓤切丁。

❷ 西蓝花洗净，切块；玉米笋洗净，切小朵。

❸ 西蓝花块与玉米笋朵入沸水锅中汆烫，捞出。

❹ 将西蓝花块、西红柿丁、玉米笋朵与调料拌匀，盛入西红柿盅内即可。

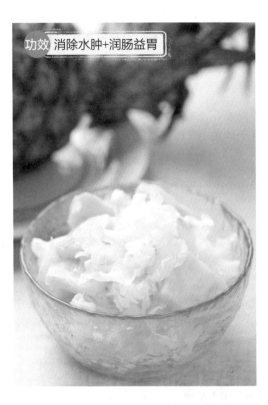

功效 消除水肿+润肠益胃

菠萝银耳

材料：菠萝200克，水发银耳150克。

调料：冰糖、蜂蜜各适量。

做法：

❶ 菠萝去皮，洗净后切成块；水发银耳去根洗净，撕成块。

❷ 将冰糖、蜂蜜混合，调拌至冰糖溶化。

❸ 将溶化的汁液倒入菠萝块、银耳块中，拌匀即可。

穴位按摩缓解症状

脾俞穴

位置：在背部脊柱区，第十一胸椎棘突下，后正中线旁开1.5寸。

按摩方法：以双手拇指指腹揉按3～5分钟。

足三里穴

位置：在小腿外侧，犊鼻下3寸，犊鼻与解溪连线上。

按摩方法：按摩者以拇指指腹按揉3～5分钟。

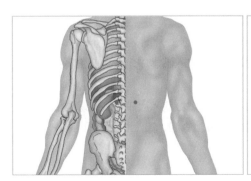

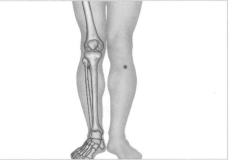

便秘

宜摄取的营养素（适量）：维生素B₁、维生素B₂、维生素C、水溶性纤维等。

宜摄取的食物：谷类、豆类食物；根茎类食物；海藻类食物；水果蔬菜。

宜食用的药材：麻子仁丸（在医生指导下服用）。

禁忌食物：煎、炸、烤、熏等食物；油腻脂肪类食物；辛辣及腌制食品；偏热性水果，比如荔枝和桂圆。

功效 平肝降压+养血补虚

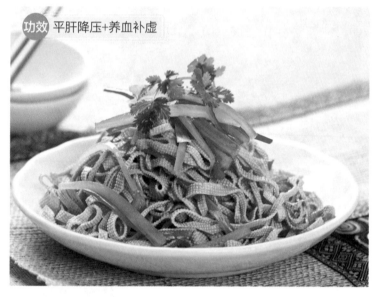

芹菜拌豆丝

材料：豆腐皮丝300克，芹菜100克，红甜椒1个，香菜段少许。

调料：香油、老抽各1大匙，白糖、白醋各1小匙，盐半小匙。

做法：

❶ 红甜椒去蒂洗净，切成丝。

❷ 将豆腐皮丝洗净，放入沸水中氽烫片刻，捞出沥干。

❸ 将芹菜择洗干净，切成段，放入沸水中氽烫至断生，捞入凉开水中浸凉。

❹ 将芹菜段、豆腐皮丝、红甜椒丝放入盘中，加入除香油外的所有调料，搅拌均匀，食用时淋上香油，撒上香菜段即可。

功效 和胃清肺+防癌抗癌

红薯莲子粥

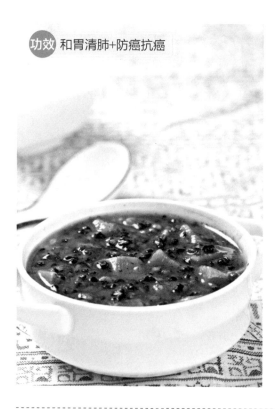

材料： 大米100克，黑米50克，红薯1个，莲子、花生各25克。

调料： 无。

做法：

❶ 大米、黑米分别淘洗干净，入清水中浸泡1小时。

❷ 莲子去心，洗净；花生浸泡1小时。

❸ 红薯洗净，去皮，切滚刀块。

❹ 锅中加入清水，放入浸泡好的大米、黑米、莲子、花生、红薯块，大火煮沸后转小火煮20分钟左右，煮至粥熟烂即可。

穴位按摩缓解症状

内关穴

位置： 在前臂掌侧，曲泽与大陵的连线上，腕掌侧远端横纹上2寸，掌长肌腱与桡侧腕屈肌腱之间。

按摩方法： 用拇指指腹慢慢用力按压，以患者承受为宜，改按揉法，3～5分钟。

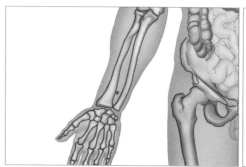

大肠俞穴

位置： 在腰部，第四腰椎棘突下，后正中线旁开1.5寸。

按摩方法： 以拇指按揉3～5分钟，由轻至重，后用热毛巾敷在穴位处15～20分钟。

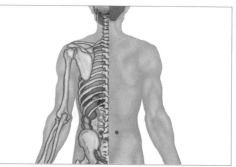

腹泻

宜摄取的营养素（适量）：水分、钾等。

宜摄取的食物：清淡、流质及半流质食物；少渣的食物；钾元素高的食物；少糖及益生菌的饮料；适量食用具有收敛肠道作用的水果等。

宜食用的药材：参苓白术散（在医生指导下服用）。

禁忌食物：油煎、油炸的食物；高纤维食物；产生胀气的食物；苹果汁；冷饮及冰凉的食物。

功效 消暑化中+湿健脾胃

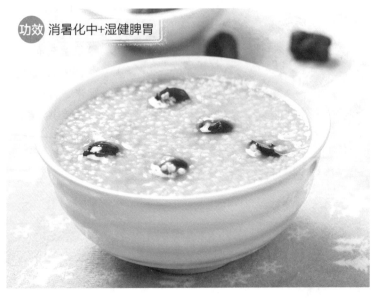

枣米粥

材料：小米100克，红枣30克。

调料：无。

做法：

❶ 小米洗净，捞出，沥干。

❷ 红枣洗净，去核。

❸ 平底锅置火上，烧热，放入小米，小火炒至干爽，待飘出香味，盛出。

❹ 锅置火上，加入适量清水，然后放入炒好的小米和红枣，大火煮沸后转小火，熬煮至粥稠米烂即可。

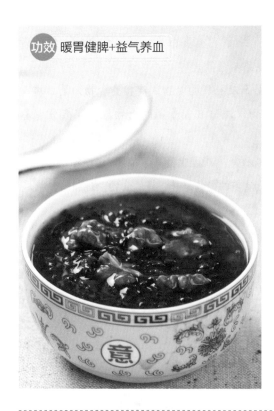

功效 暖胃健脾+益气养血

紫米核桃粥

材料：紫米200克，核桃仁100克。

调料：白糖适量。

做法：

❶ 紫米淘洗干净，入清水中浸泡2.5个小时，捞出；核桃仁洗净。

❷ 锅置火上，放入浸泡好的紫米和适量清水，大火煮沸后转小火煮至米熟。

❸ 放入核桃仁，煮15分钟左右，最后放入白糖，煮至粥稠米烂即可。

穴位按摩缓解症状

曲池穴

位置：曲池位于肘横纹外侧端，屈肘，即尺泽与肱骨外侧髁连线的中点。

按摩方法：拿捏曲池穴30～50次。

涌泉穴

位置：在足底，屈足卷趾时足前部凹陷中。约在足底二、三趾趾缝纹头端与足跟连线的前1/3与后2/3交点上。

按摩方法：搓擦涌泉至热，不限次数。

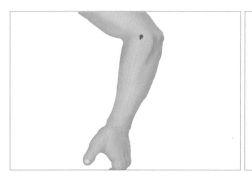

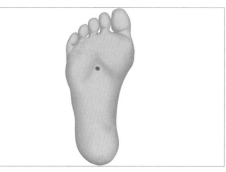

血小板、红细胞低下

功效 防癌抗癌+降低血脂

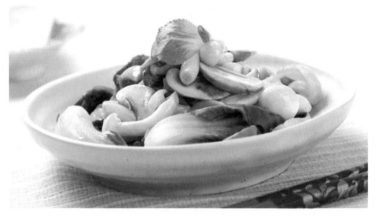

油菜拌鲜菇

材料：小白菇、油菜各100克，洋菇80克，熟松子30克，罗勒叶25克，蒜3瓣。

调料：橄榄油1大匙，盐、黑胡椒粉各1小匙。

做法：

❶ 将罗勒叶、熟松子与蒜瓣洗净，全部放入搅拌机中加少许凉开水打匀，加入所有调料拌匀制成酱汁。

❷ 将油菜洗净，放入沸水中汆烫，捞入凉开水中过凉，捞出沥干，盛入盘中。

❸ 将小白菇、洋菇分别去蒂洗净，切成片，放入沸水中汆烫熟，捞入凉开水中浸凉，捞出沥干，盛入碗中。

❹ 将做法❸中的材料加做法❶中的酱汁拌匀，淋到油菜上即可。

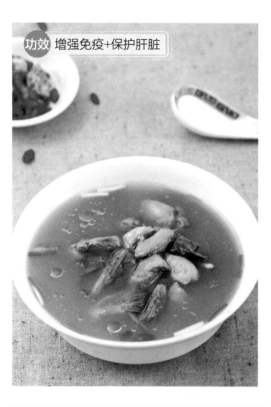

功效 增强免疫+保护肝脏

鸡肝菌汤煲

材料：干口蘑6朵，鸡肝5个，油菜、枸杞子、葱段、姜片各适量。

调料：高汤1000毫升，料酒、香油、盐、胡椒粉、鸡精各适量。

做法：

❶ 所有材料清洗干净；鸡肝切块。

❷ 鸡肝块入沸水中汆烫后捞出，洗净，备用。

❸ 锅中倒入高汤，放入鸡肝块、盐、鸡精、胡椒粉、料酒、姜片、葱段、干口蘑，大火煮沸后转小火煮45分钟，煮至材料熟烂，然后放入油菜、枸杞子，最后滴入香油即可。

穴位按摩缓解症状

下关穴

位置：在面部耳前方，颧弓下缘与下颌切迹之间凹陷中。

按摩方法：用双手拇指指腹按压下关穴，力度适中，每次1~2分钟。

期门穴

位置：在胸部，第六肋间隙，前正中线旁开4寸。

按摩方法：用双手拇指指腹按揉双侧期门穴，2~3分钟即可。

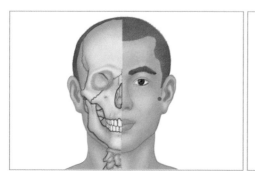

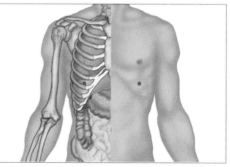

宜摄取的营养素（适量）：烟酸、维生素B_1、维生素B_2、维生素B_6等。

宜摄取的食物：富含维生素C和B族维生素的食物（山药、菜花、冬瓜、银耳、白萝卜等）；清凉降火的食物；半流质或流质的食物。

宜食用的药材：甘露饮（在医生的指导下服用）。

禁忌食物：辛辣食物；腌制食物；高纤维食物；坚硬食物。

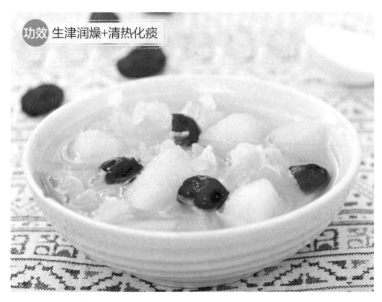

功效 生津润燥+清热化痰

润肺雪梨汤

材料：雪梨500克，银耳、红枣各适量。

调料：冰糖适量。

做法：

❶雪梨洗净，去皮、核，切块。

❷银耳入温水中浸泡至发，去蒂洗净，撕小朵。

❸红枣去核洗净，掰块。

❹锅置火上，加入适量清水，放入雪梨块、银耳朵、红枣块，大火煮沸后转小火，煮45分钟，最后放入冰糖煮至入味即可。

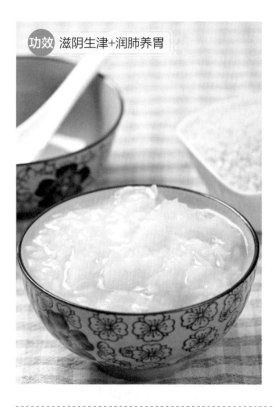

功效 滋阴生津+润肺养胃

冰糖银耳粥

材料：糯米100克，水发银耳60克。

调料：冰糖适量。

做法：

❶ 糯米洗净，入清水中浸泡1小时；水发银耳洗净，撕成小朵。

❷ 锅中加入水和糯米，大火煮沸后放入银耳朵，再次煮沸后转小火，煮至米熟粥烂。

❸ 最后加冰糖调味即可。

穴位按摩缓解症状

阳谷穴

位置：在腕后区，手腕尺侧，尺骨茎突与三角骨之间的凹陷中。

按摩方法：将拇指（或食指、中指）指腹沿顺时针或逆时针方向揉动按压。按揉100～200下，按揉时手指要有一定力度。

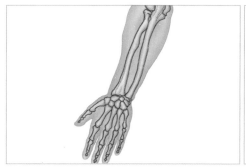

手三里穴

位置：在前臂背面桡侧，阳溪与曲池连线上，肘横纹下2寸。

按摩方法：将拇指（或食指、中指）指腹沿顺时针或逆时针方向揉动按压。按揉100～200下，按揉时手指要有一定力度。

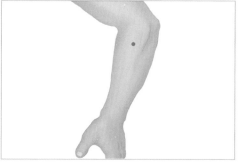

口干

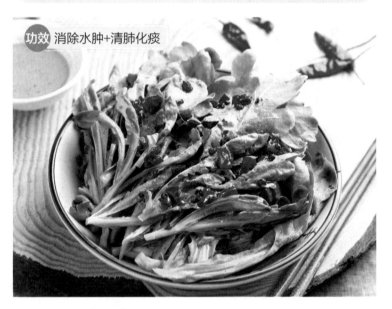

功效 消除水肿+清肺化痰

麻香茼蒿

材料：茼蒿200克，蒜蓉适量。

调料：花椒适量，芝麻酱1大匙，盐、干辣椒段各少许。

做法：

❶ 茼蒿洗净，摆盘。

❷ 用适量凉开水逐渐将芝麻酱调和开，再调入蒜蓉和盐混合均匀，制成蒜香麻酱汁。

❸ 油锅烧热，倒入干辣椒段和花椒炸成炝油。

❹ 将蒜香麻酱汁和炝油淋到茼蒿上，拌匀即可。

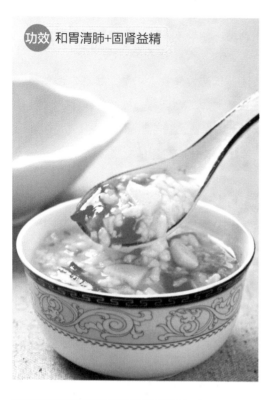

功效 和胃清肺+固肾益精

山药西红柿粥

材料： 西红柿150克，大米100克，山药50克。

调料： 无

做法：

❶ 山药去皮后洗净，切片；西红柿洗净，去皮，切成牙状。

❷ 大米淘洗干净，入清水中浸泡1小时左右。

❸ 将大米、山药片一同倒入锅中，加水煮沸后改用小火煮25分钟，加入西红柿煮10分钟即可。

穴位按摩缓解症状

承浆穴

位置： 在颏唇沟的正中凹陷处。

按摩方法： 食指指尖按揉，并做环状运动，每次3分钟。用拇指、食指指腹从唇部中央沿下唇和上唇向嘴角拿捏，与细纹相同角度捏压，力度适中，反复5次。

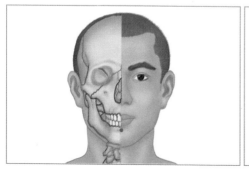

液门穴

位置： 在手背部，第四、五指间，指蹼缘后方赤白肉际处。

按摩方法： 用一手食指指尖按揉液门穴，并做环状运动，每次3分钟。

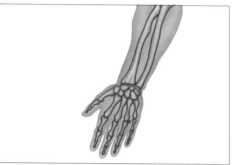

腹部胀气

宜摄取的营养素（适量）：维生素C、维生素B$_{12}$、钙、镁、钠等。

宜摄取的食物：清淡、低渣的食物（鸡蛋、豆腐、西红柿、木耳、豆干等）。

宜食用的药材：保和丸（在医生指导下服用）。

禁忌食物：刺激、辛辣的食物；高纤维食物。

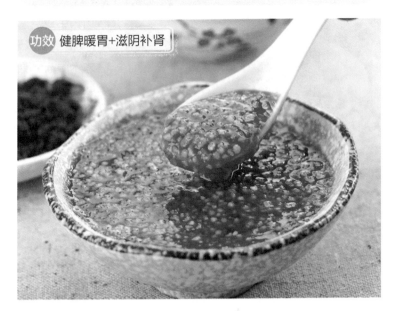

功效 健脾暖胃+滋阴补肾

香甜小米粥

材料： 小米160克。

调料： 红糖适量。

做法：

❶ 小米淘洗净，入清水中浸泡1小时左右。

❷ 锅置火上，加入适量清水，然后放入浸泡好的小米，大火煮开后，转小火煲煮成粥。

❸ 出锅前加红糖调味即可。

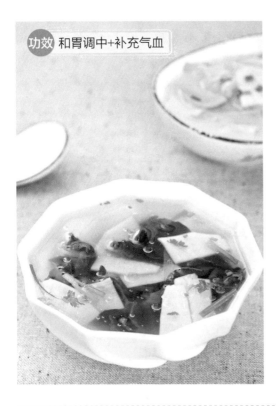

功效 和胃调中+补充气血

木耳香菜汤

材料： 香菜、黑木耳各30克，姜片、葱丝各适量。

调料： 高汤700毫升，香油、盐、味精、料酒、胡椒粉各适量。

做法：

❶ 香菜择洗干净，切段，放入碗中；干黑木耳洗净，入温水中泡发，去蒂，洗净，沥干。

❷ 油锅烧热，爆香葱丝、姜片，然后放入黑木耳，倒入高汤。

❸ 加盐、味精、胡椒粉、料酒调味，滴入香油搅拌均匀，最后倒入装有香菜段的碗中即可。

穴位按摩缓解症状

水道穴

位置： 在下腹部，脐中下3寸，前正中线旁开2寸。

按摩方法： 用手掌鱼际处按摩50次，再用拇指指腹按压，做圈状按摩3～4分钟，用力适中。

关元穴

位置： 在前正中线上，肚脐下3寸。

按摩方法： 用手掌鱼际处按摩50次，再用拇指指腹按压，做圈状按摩3～4分钟，用力适中。

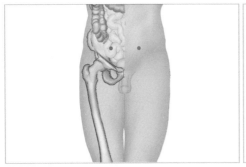

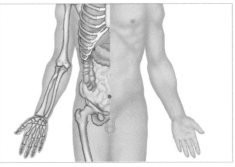

身
体
疲
乏

宜摄取的营养素（适量）：蛋白质、碳水化合物、维生素C、铁等。

宜摄取的食物：碱性食物；补血的食物；补气的食物；含酶丰富的食物（红豆、洋葱、豆腐、黄豆、胡萝卜、西红柿、菠菜、海带、当归、红枣、枸杞子等）。

宜食用的药材：香砂六君子汤（在医生指导下服用）。

禁忌食物：腌制食物；刺激性食物；辛辣食物。

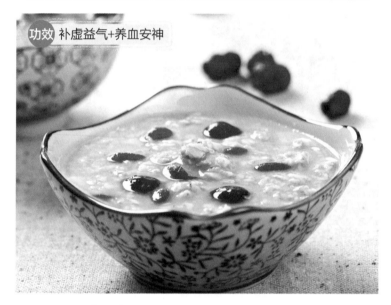

功效 补虚益气+养血安神

红枣燕麦益气粥

材料：燕麦片80克，红枣、枸杞子各25克。

调料：无。

做法：

❶ 燕麦片略洗。

❷ 红枣、枸杞子分别洗净。

❸ 锅置火上，加入适量清水，然后放入燕麦片，大火煮沸后转小火，煮至粥稠。

❹ 放入红枣、枸杞子，小火续煮6分钟左右即可。

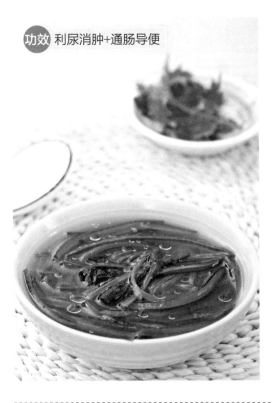

功效 利尿消肿+通肠导便

菠菜海带汤

材料：海带、菠菜各200克。

调料：盐适量。

做法：

❶ 海带洗净，切丝；菠菜洗净。

❷ 锅置火上，加入适量清水，放入海带丝，小火煮45分钟。

❸ 然后放入菠菜，继续煮约4分钟，最后加盐煮至入味即可。

穴位按摩缓解症状

太阳穴

位置：在头部，眉梢与目外眦之间，向后约1横指处。

按摩方法：先用双手拇指按压印堂穴50次，沿眉骨抹至太阳穴，由轻至重，反复按压1分钟。

睛明穴

位置：在面部，目内眦角稍上方的凹陷中。

按摩方法：以双手中指或食指指腹点压1分钟。

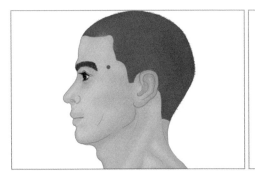

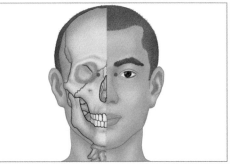

宜摄取的营养素（适量）：维生素C、维生素B₁、膳食纤维、锌等。

宜摄取的食物：谷类、豆类、薯类食物（糙米、燕麦、薏苡仁、小米、黄豆、黑豆、芋头、山药等）；海藻类食物；富含纤维素的蔬菜。

宜食用的药材：参苓白术散（在医生指导下服用）。

禁忌食物：煎、炸、烤、熏、烙的食物；油腻脂肪类食物；辛辣腌制食品；偏热性水果。

功效 润肺生津+益气安神

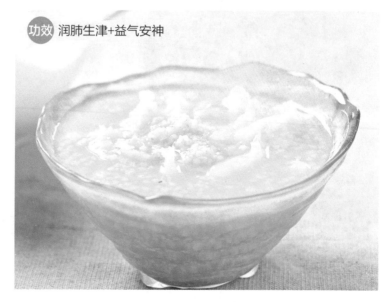

银耳小米粥

材料： 小米100克，银耳（干品）10克。

调料： 无。

做法：

① 小米淘洗干净，入清水中浸泡1小时；银耳入清水中泡发后洗净，去蒂，撕成小朵。

② 锅置火上，加入适量清水，然后放入浸泡好的小米和银耳朵。

③ 大火煮沸后转小火，煮至粥熟烂、银耳软糯即可。

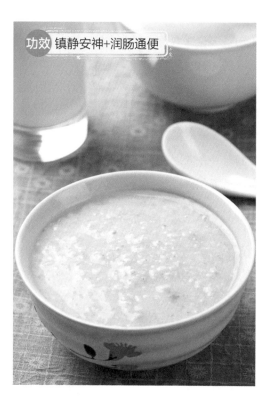

功效 镇静安神+润肠通便

牛奶燕麦粥

材料： 鲜牛奶200毫升，大米60克，燕麦片55克。

调料： 白糖适量。

做法：

❶ 大米淘洗净。

❷ 锅中加入适量清水，然后放入大米，大火煮沸后转小火煮25分钟至粥稠。

❸ 加入鲜牛奶（牛奶太早入锅会使牛奶中的营养成分流失，在粥快熟时再加入牛奶），转中火煮沸，然后加入燕麦片，搅拌均匀，最后加白糖调味即可。

穴位按摩缓解症状

中脘穴

位置： 在上腹部，前正中线上，脐中上4寸。

按摩方法： 用手掌鱼际处按摩50次，再用拇指指腹按压，做圈状按摩3～4分钟，用力适中。

大横穴

位置： 在腹中部，脐中旁开4寸。

按摩方法： 被按摩者取仰卧位，按摩者用拇指指腹点按大横穴。

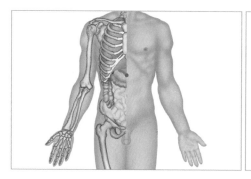

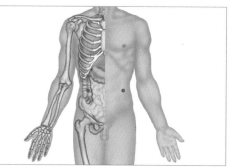

胸闷、咳嗽

宜摄取的营养素（适量）：蛋白质、维生素C、维生素B$_{12}$、锌等。

宜摄取的食物：淀粉高的食物；含水分多且润泽的食物；生津养肺的食物；适量食用补元气食材。

宜食用的药材：补中益气汤（在医生指导下服用）。

禁忌食物：辛辣食物；洋芋片、盐酥鸡等油炸及烧烤物；腌制食物；生冷食物；腥膻食物。

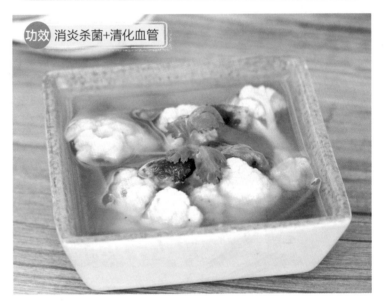

功效 消炎杀菌+清化血管

蒜香菜花汤

材料：菜花200克，胡萝卜100克，蒜2瓣，香菜叶少许。

调料：盐少许，鸡精适量，蔬菜高汤300毫升。

做法：

❶ 菜花洗净，切成小朵，放入沸水中汆烫至变色，捞出泡入冷水中，冷却后捞出，沥干水分。

❷ 胡萝卜洗净，去皮后切片。

❸ 油锅烧热，放入蒜瓣，以小火炒至表皮稍微呈褐色。

❹ 加入菜花朵、胡萝卜片拌炒均匀，加入蔬菜高汤大火煮开，改中火续煮至菜花熟软，以盐和鸡精调味，最后撒上香菜叶即可。

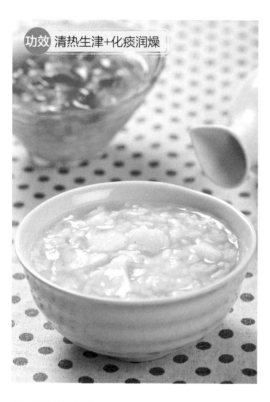

功效 清热生津+化痰润燥

鸭梨甜粥

材料： 糯米100克，鸭梨80克。

调料： 冰糖10克。

做法：

❶ 糯米淘洗干净；鸭梨洗净，去皮切块，备用。

❷ 锅置火上，加适量水，放入糯米煮1小时。

❸ 再加入梨块同煮20分钟，最后加冰糖煮化即可。

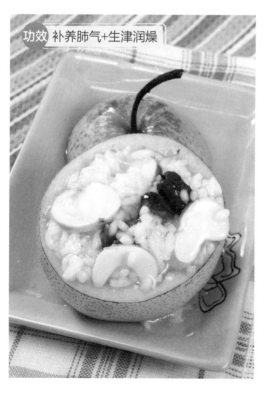

功效 补养肺气+生津润燥

川贝雪梨

材料： 雪梨3个，糯米30克，川贝母9克，红枣适量。

调料： 冰糖适量。

做法：

❶ 糯米洗净，用清水泡好，捞出，沥干水分；红枣用清水泡发后，切成块。

❷ 雪梨削皮，在1/3处切下梨蒂作盖，用小勺挖去梨核。

❸ 将糯米、红枣、冰糖拌匀，装入梨内，再放入川贝母，盖上梨盖，放入蒸碗，用湿绵纸封住碗口，用蒸锅蒸1小时后即可。

❹ 将蒸梨的原汁倒入锅中，加少许清水，放入冰糖熬化，浇淋在梨上即可。

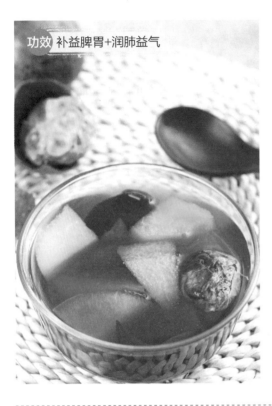

功效 补益脾胃+润肺益气

雪梨汤

材料： 雪梨200克，罗汉果半个。

调料： 白糖适量。

做法：

❶ 雪梨洗净，去皮，切块。

❷ 罗汉果洗净。

❸ 锅置火上，加入适量清水，然后放入雪梨块、罗汉果，大火煮沸后转小火煮2分钟。

❹ 最后放入白糖，煮至入味即可。

穴位按摩缓解症状

心俞穴

位置： 在背部脊柱区，第五胸椎棘突下，后正中线旁开1.5寸。

按摩方法： 按摩者用拇指指腹按揉被按摩者背部心俞穴，每次5分钟，至被按摩者感到酸胀为宜。

极泉穴

位置： 在腋区，腋窝中央，腋动脉搏动处。

按摩方法： 按摩者用拇指指腹按压被按摩者极泉穴，每次3分钟，至被按摩者感到酸胀为宜。

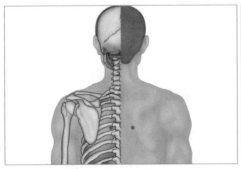

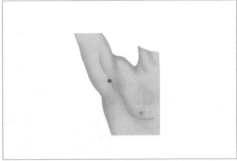